I0839951

Agradecimientos y dedicatoria.

Me gustaría mostrar una enorme gratitud a cada uno de los miembros de mi familia que con su apoyo incondicional y colaboración han hecho posible que hoy estés leyendo este libro. Han sido innumerables las veces que alguno de mis pies se ha tambaleado y ante una caída inminente nunca me faltó un hombro que me sostuviera, y es que así la vida resulta mucho más fácil.

Fueron muchos días, muchas horas, minutos y segundos de arduo trabajo y sudor, frío, calor, callos y penurias por los campos de la campiña cordobesa, los que mis padres a los que cariñosamente mis hermanos y yo llamamos "Don José" y "Chabelita" tuvieron que cumplir con sus peonadas para que además de un plato caliente con el que alimentarnos, tampoco nos faltara un libro con el que aprender, con el que crecer como ellos por circunstancias de la vida no pudieron. Es por ello y mucho más que además de una admiración incalculable me gustaría dedicarles este libro a ellos.

También mostrar el agradecimiento que corresponde a mis hermanos, Juan Antonio y José Carlos, que no ha habido ni un solo momento en el que no hayan ejercido de hermanos, cumplen a la perfección y con creces la definición de "hermano". A la vez que mostrarles mi admiración por el afán de superación y la dedicación que tienen tanto a nivel laboral como familiar, no podría estar más orgulloso de ellos.

Por último, me gustaría agradecer a todas esas personas que me han animado a seguir creciendo, en especial a Sara Ruiz, que fue quien me inició en el mundo de las urgencias y emergencias.

<u>INDICE</u>

Introducción:..**1**

- **Importancia de los primeros auxilios.**

- **La seguridad del primer interviniente.**

- **El protocolo PAS (Proteger, Alertar, Socorrer).**

Capítulo 1: Atragantamiento..**8**

- **Cómo identificar una obstrucción de las vías respiratorias.**

- **Cómo actuar en caso de atragantamiento.**

- **Técnicas de Heimlich para adultos y niños.**

- **Protocolo para bebés.**

Capítulo 2: Hemorragias...**15**

- **Tipos de hemorragias (arterial, venosa, capilar).**

- **Cómo identificar y controlar una hemorragia.**

- **Signos de shock y cómo responder.**

Capítulo 3: Quemaduras..**22**

- **Grados de quemaduras (primer, segundo, tercer grado).**

- **Medidas de primeros auxilios para quemaduras.**

Capítulo 4: Picaduras..**26**

- **Picaduras (insectos, serpientes…)**

- **Reacciones alérgicas y anafilaxia.**

- **Tratamiento de picaduras y mordeduras.**

Capítulo 5: Desastres Naturales………………………..……………………39

- **Preparación para desastres**

- **Cómo actuar durante y después de un desastre.**

- **Evacuación segura y refugios de emergencia.**

Capítulo 6: Amputaciones……………………………………………………54

- **Cómo manejar situaciones de amputación.**

- **Consejos para preservar el miembro amputado.**

- **Control de la hemorragia.**

- **Apoyo emocional.**

Capítulo 7: Desfibriladores (DEA/DESA)…………………..………………58

- **Qué son los desfibriladores automáticos.**

- **Cómo usar la DEA/DESA.**

- **Importancia de la desfibrilación temprana.**

- **Entrenamiento en RCP y uso de desfibriladores.**

Capítulo 8: Parada Cardiorrespiratoria…………..……………………..…..66

- **Cómo identificar una parada cardiorrespiratoria.**

- **RCP (Resucitación Cardiopulmonar) en adultos, niños y bebés.**

- **Coordinación con servicios de emergencia.**

Capítulo 9: Ahogos…………………………..……………………………….71

- **Actuación ante ahogamientos en piscinas o en el mar.**

Capítulo 10: Electrocuciones……………………………..…………………73

- **Manual de primeros auxilios ante una descarga eléctrica.**

Conclusión:..76

- **Importancia de recibir capacitación en primeros auxilios.**

- **Fomentar la preparación y la seguridad en situaciones de emergencia.**

- **Lista de verificación de botiquín de primeros auxilios.**

<u>Introducción:</u>

- **Importancia de los primeros auxilios.**

La importancia de los primeros auxilios no puede subestimarse, ya que desempeñan un papel fundamental en la preservación de la vida, la prevención de lesiones adicionales y la promoción de la recuperación en situaciones de emergencia. A continuación, detallamos algunos de los aspectos más destacados de por qué los primeros auxilios son esenciales:

1. **Preservación de la vida:** En muchas situaciones de emergencia, los minutos y segundos cuentan. Los primeros auxilios proporcionan intervenciones inmediatas y esenciales que pueden salvar vidas. Ya sea en casos de paro cardiorrespiratorio, atragantamiento, accidentes automovilísticos o cualquier otra situación crítica, las acciones de primeros auxilios pueden marcar la diferencia entre la vida y la muerte.

2. **Prevención de lesiones adicionales:** Los primeros auxilios no se limitan solo a salvar vidas; También se centran en evitar que las lesiones existentes empeoren. Un manejo adecuado de fracturas, heridas abiertas o quemaduras, por ejemplo, puede prevenir daños adicionales y complicaciones graves. Esto es especialmente importante en situaciones en las que la atención médica profesional puede no estar disponible inmediatamente.

3. **Reducción de la gravedad de las lesiones:** En muchos casos, los primeros auxilios adecuados pueden reducir la gravedad de una lesión o enfermedad. Por ejemplo, una intervención rápida en caso de hemorragia puede limitar la pérdida de sangre y minimizar el riesgo de shock. Esto puede marcar la diferencia entre una recuperación completa y una discapacidad a largo plazo.

4. **Promoción de la recuperación:** Los primeros auxilios bien administrados no solo salvan vidas, sino que también ayudan a acelerar la recuperación. Al proporcionar cuidados básicos en las primeras etapas de una lesión o enfermedad, se puede mejorar la probabilidad de una recuperación exitosa y reducir el tiempo necesario para volver a la normalidad.

5. **Minimización del estrés y la ansiedad:** En situaciones de emergencia, las personas pueden sentirse abrumadas por el miedo y la ansiedad. La presencia de alguien que sabe cómo administrar los primeros auxilios puede brindar una sensación de seguridad y calma, tanto a la víctima como a los testigos. Esto puede contribuir a una respuesta más efectiva ya una experiencia menos traumática.

6. **Preparación para desastres:** Los desastres naturales y las emergencias pueden ocurrir en cualquier momento y lugar. El conocimiento de primeros auxilios es esencial para preparar y responder adecuadamente a tales eventos. Saber cómo actuar en un terremoto, inundación, incendio u otra crisis puede marcar la diferencia en la supervivencia y la seguridad personal.

7. **Responsabilidad cívica y comunitaria:** La capacitación en primeros auxilios no solo es valiosa para el individuo, sino también para la comunidad en su conjunto. Las personas capacitadas en primeros auxilios pueden ser recursos vitales en situaciones de emergencia a nivel local, brindando asistencia hasta que lleguen los servicios de emergencia profesionales. Esto fomenta un sentido de responsabilidad cívica y solidaridad.

8. **Cumplimiento de normativas laborales:** En muchos lugares de trabajo, especialmente aquellos con riesgos laborales significativos, la capacitación en primeros auxilios es imprescindible. Cumplir con el conocimiento en esta materia no solo es necesario para el cumplimiento ético, sino que también garantiza un entorno laboral más seguro para todos los empleados.

En resumen, los primeros auxilios son una habilidad vital que puede marcar la diferencia entre la vida y la muerte, la recuperación y la discapacidad, y la calma en medio del caos. La capacitación en primeros auxilios no solo beneficia al individuo que la posee, sino también a la comunidad en general al mejorar la seguridad y la resiliencia en situaciones de emergencia. Es una habilidad que todos deberían considerar aprender y mantener.

• La seguridad del primer intervinitente.

La seguridad del primer interviniente es un aspecto crítico y fundamental que a menudo se pasa por alto pero que es esencial para garantizar una respuesta efectiva y segura en situaciones de emergencia. A continuación, desarrollamos algunos aspectos clave sobre la seguridad del primer interviniente en primeros auxilios:

1.   **Prioridad en la seguridad:** Antes de ofrecer cualquier tipo de ayuda, el primer interviniente debe asegurarse de que la escena de la emergencia sea segura tanto para el como para la víctima. Esto implica evaluar los riesgos potenciales, como peligros físicos, químicos o ambientales. Si la escena no es segura, el primer interviniente debe esperar a que los profesionales de rescate o los servicios de emergencia lleguen y aseguren el área.

2.   **Uso de equipo de protección personal (EPP):** En situaciones donde existe riesgo de exposición a sangre, fluidos corporales u otros peligros biológicos, es esencial usar el equipo de protección personal adecuado (siempre y cuando la situación lo permita). Esto puede incluir guantes desechables, gafas de protección, batas impermeables y máscaras faciales, según sea necesario. El EPP ayuda a prevenir la contaminación cruzada y protege al primer interviniente de infecciones y enfermedades.

3.   **Evaluación continua de la seguridad:** La seguridad es dinámica y puede cambiar rápidamente en una escena de emergencia. Los primeros intervinientes deben mantener una evaluación continua de la seguridad durante todo el proceso de

atención, ya que nuevas amenazas pueden surgir en cualquier momento. Si la situación se vuelve insegura en cualquier momento, es fundamental retirarse de la escena de manera segura y esperar la llegada de profesionales.

4.   Comunicación eficaz: Mantener una comunicación clara y eficaz es esencial para la seguridad del primer interviniente. Esto implica alertar a otros presentes sobre la situación, llamar al servicio de emergencias si aún no se ha hecho, y proporcionar información precisa sobre la ubicación y la naturaleza de la emergencia. Además, mantener la calma y tranquilizar a las posibles víctimas también es importante para garantizar su seguridad emocional.

5.   Manejo adecuado de materiales peligrosos: En situaciones que involucran productos químicos peligrosos o materiales biológicos, el primer interviniente debe tener conocimientos sobre cómo manejar y eliminar estos materiales de manera segura. Esto puede incluir medidas como el control de derrames, la contención de sustancias peligrosas y la protección del medio ambiente.

6.   Entrenamiento y actualización: La formación y la capacitación continuas son esenciales para mantener la seguridad del primer interviniente. Las técnicas y los protocolos de primeros auxilios evolucionan con el tiempo, por lo que es importante mantenerse actualizado sobre las mejores prácticas y las últimas pautas. Además, realizar simulacros y prácticas regulares ayuda a mantener las habilidades y la confianza.

7.   Cuidado de la salud mental: La seguridad del primer interviniente no se limita solo a la seguridad física, sino que también incluye el cuidado de la salud mental. Las situaciones de emergencia pueden ser traumáticas y estresantes, por lo que es importante reconocer y abordar los efectos psicológicos que pueden surgir. Buscar apoyo emocional y atención médica si es necesario es una parte importante de mantener la seguridad personal.

En resumen, la seguridad del primer interviniente en primeros auxilios es un componente esencial de la respuesta efectiva a una emergencia. Priorizar la seguridad tanto del primer interviniente como de la víctima es fundamental para garantizar un resultado positivo. Esto implica tomar medidas proactivas para prevenir riesgos, usar equipo de protección personal adecuado y estar preparado para adaptarse a situaciones cambiantes. El conocimiento, la formación y la actualización constante son claves para mantener la seguridad en estas situaciones críticas.

• El protocolo PAS (Proteger, Alertar, Socorrer).

El protocolo PAS (Proteger, Alertar, Socorrer) es un enfoque fundamental en primeros auxilios y situaciones de emergencia que se utiliza para garantizar la seguridad del primer interviniente y de la víctima, así como para proporcionar asistencia efectiva. A continuación, desglosamos cada componente del protocolo PAS y se ofrecen ejemplos de cómo aplicarlo en diversas situaciones de emergencia:

1.   Proteger :

La primera acción en una situación de emergencia es proteger la seguridad personal y de la víctima. Esto implica evaluar y eliminar cualquier amenaza o peligro inminente en la escena para evitar lesiones adicionales.

Ejemplos :

Si llegas a la escena de un accidente de tráfico, asegúrate de estacionar tu vehículo a una distancia segura del accidente y activa las luces de emergencia para alertar a otros conductores.

Si te encuentras con una persona que ha sufrido una descarga eléctrica, asegúrate de que no haya cables o fuentes de electricidad cercanas antes de acercarte a la víctima.

2. Alertar :

Una vez que la escena esté segura, debes alertar a los servicios de emergencia adecuados para que proporcionen asistencia profesional. Esto asegura que llegará la ayuda necesaria lo más rápido posible.

Ejemplos :

En caso de un accidente automovilístico grave, llame inmediatamente al número de emergencia (112) y proporcione detalles precisos sobre la ubicación, el número de víctimas y la naturaleza de las lesiones.

Si encuentras a alguien que parece estar teniendo un ataque cardíaco, llama a los servicios de emergencia y sigue sus instrucciones mientras esperas la llegada de la ambulancia.

3. Socorrer :

Una vez que la escena esté segura y haya alertado a los servicios de emergencia, puede comenzar a proporcionar asistencia a la víctima siguiendo los principios básicos de primeros auxilios y RCP (resucitación cardiopulmonar), si es necesario.

Ejemplos :

Si encuentras a alguien que está inconsciente y no respira, debes comenzar la RCP de inmediato, siguiendo las pautas actuales de compresiones torácicas y ventilaciones.

En caso de una hemorragia grave, utilice vendajes o compresión directa para detener la pérdida de sangre y tranquilizar a la víctima mientras espera la llegada de los profesionales de la salud.

4.   Evaluar continuamente :

La evaluación continua es un componente crítico del protocolo PAS. Después de proporcionar la asistencia inicial, debes seguir evaluando la condición de la víctima y ajustar tus acciones en consecuencia hasta que lleguen los profesionales de la salud.

Ejemplos :

Después de administrar RCP a una persona que se ahogó, continúa evaluando su respiración y pulso regularmente. Si la víctima comienza a respirar o recuperar el pulso, ajusta tus acciones en consecuencia.

Si estás brindando primeros auxilios a alguien con una herida, revisa periódicamente si la hemorragia se ha detenido y si la víctima muestra signos de shock.

El protocolo PAS es una guía esencial para cualquier persona que se encuentre en una situación de emergencia. Proporciona un marco sólido para tomar decisiones rápidas y seguras, priorizando la seguridad y la asistencia adecuada a las víctimas. Recuerda que la seguridad del primer interviniente y la comunicación con los servicios de emergencia son pasos cruciales en cualquier escenario de primeros auxilios.

<u>Capítulo 1: Atragantamiento</u>

- **Cómo identificar una obstrucción de las vías respiratorias.**

El atragantamiento es una situación de emergencia en la que una persona tiene una obstrucción en las vías respiratorias, lo que impide que el aire llegue a los pulmones. Esto puede ser potencialmente mortal si no se trata de inmediato, ya que la falta de oxígeno puede llevar a daños cerebrales en cuestión de minutos. Aquí te explicaré cómo identificar una obstrucción en las vías respiratorias y te proporcionaré algunos ejemplos:

Cómo identificar una obstrucción en las vías respiratorias:

1.   Tos ineficaz: La persona puede estar tosiendo repetidamente en un intento de despejar la obstrucción, pero si la tos no es efectiva y no produce sonidos audibles o mejora la situación, podría ser un signo de atragantamiento.

2.   Incapacidad para hablar: La persona puede mostrar dificultad para hablar o emitir sonidos, y es posible que comunique su angustia mediante gestos de agitación.

3.   Cambio en el color de la piel: La piel puede volverse de color azulado debido a la falta de oxígeno, especialmente alrededor de los labios y las uñas.

4.   Señales de asfixia: La persona puede sujetarse el cuello o la garganta en un intento instintivo de señalar la obstrucción.

<u>Ejemplos de situaciones de atragantamiento:</u>

1.   Comida sólida: Una de las causas más comunes de atragantamiento es la comida sólida, como un trozo de carne, una nuez o un pedazo de fruta que queda atrapado en la garganta.

2.   Pequeños objetos: Los niños pequeños pueden llevarse a la boca y atragantarse con objetos pequeños, como monedas, botones o juguetes.

3.   Vómito o secreciones: En algunos casos, las personas pueden atragantarse con su propio vómito o secreciones si están inconscientes o tienen dificultades para tragar debido a una afección médica.

En caso de atragantamiento, es importante tomar medidas de inmediato para ayudar a la persona afectada. La maniobra de Heimlich es una técnica de primeros auxilios ampliamente reconocida que se utiliza para despejar una obstrucción en las vías respiratorias. Sin embargo, se debe tener cuidado al realizar esta maniobra, ya que puede ser peligrosa si no se hace correctamente. Siempre se recomienda ayuda médica de inmediato si una persona no puede respirar y está atragantándose.

• Cómo actuar en caso de atragantamiento.

Actuar de manera rápida y efectiva en caso de atragantamiento es esencial para salvar vidas. Aquí se detalla cómo debes actuar en caso de que tú o alguien que esté cerca de ti se atragante:

1.   Reconoce la obstrucción: Los signos de atragantamiento incluyen tos ineficaz, incapacidad para hablar, cambios en el color de la piel y señales de asfixia. Si alguien muestra estos síntomas, es probable que estén atragantándose.

2.   Pide ayuda de inmediato: Llama al número de emergencia (061) o pide a alguien cercano que lo haga. Cuanto más rápido llegue la ayuda profesional, mejor.

3.   Evalúa la gravedad: Si la persona que se está atragantando puede toser o emitir sonidos nos encontramos ante una obstrucción parcial, anima a que continúe tosiendo para intentar expulsar la obstrucción por sí misma. No le des golpes en la espalda ni intentes la maniobra de Heimlich si la persona puede toser, ya que podría empeorar la situación y convertirse en una obstrucción completa.

4. Realiza la maniobra de Heimlich (La desarrollamos en el punto "Técnicas de Heimlich para adultos y niños.").

5. Continúa las maniobras de Heimlich o golpes en la espalda hasta que la obstrucción se libere o hasta que llegue la ayuda médica.

6. Si la persona se desmaya: Si la persona se desmaya mientras intentas ayudarla, colócala de espaldas en el suelo y comienza la reanimación cardiopulmonar (RCP). Asegúrese de que la boca y las vías respiratorias estén despejadas antes de administrar respiraciones y compresiones. (En el capítulo 8 te desarrollo como realizar la reanimación cardiopulmonar).

7. Después del atragantamiento: Incluso si la obstrucción se libera y la persona parece estar bien, es importante buscar atención médica para asegurarse de que no haya lesiones internas o complicaciones posteriores al atragantamiento.

Recuerda que la seguridad y el bienestar de la persona atragantada son lo primero. Si no te sientes cómodo realizando la maniobra de Heimlich o si no funciona, espera a que llegue la ayuda profesional. La prevención es clave; Asegúrese de masticar bien los alimentos y supervise a los niños pequeños durante las comidas para evitar situaciones de atragantamiento.

• Técnicas de Heimlich para adultos y niños.

La maniobra de Heimlich, conocida también como compresión abdominal, es una técnica de primeros auxilios utilizada para desalojar objetos extraños que pueden haber quedado atrapados en la vía respiratoria, impidiendo que una persona pueda respirar correctamente. Es importante mencionar que esta técnica debe ser aplicada con cuidado y solo cuando sea necesario, ya que puede tener efectos secundarios.

Aquí te presentamos las técnicas de Heimlich para adultos y niños, junto con ejemplos prácticos:

<u>**Técnica de Heimlich para adultos:**</u>

1.	Evalúe la situación: Antes de actuar, asegúrese de que la persona realmente esté experimentando una obstrucción de las vías respiratorias. Pregúntale si puede hablar o toser. Si la persona no puede hablar ni toser, es un signo de obstrucción grave y debes actuar de inmediato.

2.	Posición de pie: Coloca a la persona de pie y sitúate de pie detrás de ella.

3.	Coloca tu puño: Coloca un puño justo por encima del ombligo de la persona, con el pulgar hacia adentro y hacia el abdomen de la persona.

4.	Agarre con la otra mano: Coloca tu otra mano sobre tu puño y agarra firmemente.

5.	Realiza movimientos enérgicos: Realiza movimientos hacia adentro y hacia arriba con fuerza rápida y repetida, como si estuvieras tratando de levantar a la persona ligeramente del suelo. Esto debería generar suficiente presión para expulsar el objeto extraño.

6.	Continúa hasta que el objeto sea expulsado o la persona recupere la capacidad de respirar.

Ejemplo práctico para adultos: Imagina que estás en un restaurante y alguien se está atragantando con un trozo de comida. La persona no puede toser ni hablar. Debes seguir los pasos anteriores y aplicar la maniobra de Heimlich hasta que el objeto sea expulsado o la persona pueda respirar de nuevo.

<u>**Técnica de Heimlich para niños:**</u>

La técnica de Heimlich para niños es similar a la de adultos, pero hay que tener en cuenta algunas diferencias debido al tamaño y la fragilidad de los niños.

1.	Evalúa la situación: Al igual que con los adultos, primero asegúrese de que el niño realmente tenga una obstrucción de las vías respiratorias y no pueda hablar ni toser.

2.	Posición del niño: Si es un niño pequeño, sostén al niño en tus brazos con la cabeza más baja que el torso. Si es un niño más grande, puedes seguir el mismo procedimiento que para adultos.

3.	Golpe en la espalda: Si el niño es muy pequeño y no puedes aplicar la técnica de Heimlich, puedes dar golpes suaves en la espalda entre los omoplatos para intentar desalojar el objeto. Si el niño es lo suficientemente grande, sigue los pasos para adultos.

Ejemplo práctico para niños: Supongamos que estás cuidando a un niño pequeño que se está atragantando con un juguete pequeño. El niño no puede toser ni hablar. En este caso, sostén al niño en tus brazos, con la cabeza más baja que el torso, y aplica golpes suaves en la espalda para intentar desalojar el objeto.

Recuerde que es esencial buscar ayuda médica después de una situación de asfixia, incluso si el objeto es expulsado con éxito, ya que pueden sufrir lesiones internas producidas. Siempre es recomendable recibir capacitación en primeros auxilios para saber cómo aplicar correctamente la maniobra de Heimlich y otras técnicas de salvamento.

• **Protocolo para bebés.**

Lidiar con un atragantamiento en bebés es una situación delicada y urgente, que requiere de una respuesta rápida y efectiva. Aquí te proporciona un protocolo detallado para tratar atragantamientos en bebés, junto con ejemplos prácticos:

Protocolo para atragantamientos en bebés:

1.	Evalúa la situación: En primer lugar, verifica si el bebé realmente está atragantado. Los signos de atragantamiento en un bebé pueden incluir dificultad para respirar, tos débil o inexistente, incapacidad para llorar o hacer ruidos, y coloración de la piel que puede volverse azul o pálida.

2.   Pide ayuda: Si estás solo con el bebé y sospechas que está atragantado, llama de inmediato al número de emergencias antes de realizar cualquier acción.

3.   Posición del bebé: Sujeta al bebé boca abajo en tu antebrazo, con la cabeza más baja que el cuerpo y el cuerpo apoyado en tu muslo o rodilla. Asegúrese de que el bebé esté asegurado y mantenga el equilibrio con cuidado.

4.   Golpes en la espalda: Usando la palma de tu mano, da golpes firmes pero suaves en la espalda del bebé, entre los omoplatos, unas cinco veces. Los golpes deben ser lo suficientemente fuertes para ayudar a liberar el objeto atascado, pero no tan fuertes como para causar daño.

5.   Comprueba la boca: Con mucho cuidado, gira al bebé boca arriba manteniendo su cabeza más baja que el cuerpo. Abre la boca del bebé y busca cualquier objeto extraño en la boca. Si puedes ver y alcanzar el objeto, intenta retirarlo suavemente con los dedos, pero ten mucho cuidado de no empujarlo más hacia abajo.

6.   Compresiones torácicas: Si los golpes en la espalda y la verificación de la boca no funcionan, pasa a realizar compresiones torácicas. Coloque dos dedos en el centro del pecho del bebé, justo debajo de la línea de las tetillas, y realice compresiones rápidas y suaves hacia abajo, a una profundidad de aproximadamente 4 cm. Realiza unas 5 compresiones seguidas.

7.   Revise la boca nuevamente: Después de las compresiones torácicas, vuelve a abrir la boca del bebé para buscar y retirar cualquier objeto que pueda haber sido desalojado.

8.   Continúa alternando golpes en la espalda y compresiones torácicas: Continúa con ciclos de golpes en la espalda y compresiones torácicas hasta que el objeto sea expulsado o llegue la ayuda médica.

Ejemplo práctico:

Imagina que estás cuidando a un bebé de 9 meses que está jugando con un pequeño juguete y, de repente, notas que el bebé se queda sin respirar y comienza a mostrar signos de atragantamiento. Aquí está cómo aplicar el protocolo:

1. Evalúe la situación: Notas que el bebé no puede respirar y no hace ruido.

2. Pide ayuda: Llama al número de emergencia 112.

3. Posición del bebé: Coloca al bebé boca abajo en tu antebrazo, con la cabeza más baja que el cuerpo.

4. Golpes en la espalda: Realice golpes suaves pero firmes en la espalda del bebé entre los omoplatos.

5. Comprueba la boca: Gira al bebé boca arriba y verifica su boca en busca del objeto extraño.

6. Compresiones torácicas: Si los golpes en la espalda no funcionan, realice compresiones torácicas.

7. Revisa la boca nuevamente: Después de las compresiones, vuelve a verificar la boca.

8. Continúa alternando golpes en la espalda y compresiones torácicas hasta que el objeto sea expulsado o llegue la ayuda médica.

Capítulo 2: Hemorragias

- **Tipos de hemorragias (arterial, venosa, capilar).**

Las hemorragias se pueden clasificar en tres tipos principales según el tipo de vaso sanguíneo afectado: arterial, venosa y capilar. Cada tipo de hemorragia tiene características distintivas en términos de la apariencia de la sangre, la cantidad de sangre perdida y la gravedad de la lesión. Aquí te proporciono más detalles sobre cada tipo de hemorragia, junto con ejemplos:

1.   Hemorragia arterial:

- Las hemorragias arteriales ocurren cuando se daña una arteria, que es un vaso sanguíneo que transporta sangre rica en oxígeno desde el corazón hacia los tejidos del cuerpo.

- La sangre arterial es de color rojo brillante y suele salir en pulsos, ya que coinciden con los latidos del corazón.

- Estas hemorragias pueden ser muy graves y potencialmente mortales debido a la alta presión sanguínea en las arterias.

Ejemplo: Un accidente automovilístico en el que una persona sufre una lesión en una arteria importante, como la arteria femoral en la pierna, puede resultar en una hemorragia arterial grave.

2.   Hemorragia Venosa:

- Las hemorragias venosas ocurren cuando se daña una vena, que es un vaso sanguíneo que transporta sangre de vuelta al corazón.

- La sangre venosa es de color rojo oscuro y fluye de manera continua o lenta, ya que la presión sanguínea en las venas es más baja que en las arterias.

• Aunque las hemorragias venosas pueden ser graves, suelen ser más fáciles de controlar que las arteriales debido a la menor presión sanguínea.

Ejemplo: Una herida de cuchillo que corta una vena en el brazo puede causar una hemorragia venosa.

3.   Hemorragia Capilar:

• Las hemorragias capilares ocurren cuando se daña un capilar, que es el vaso sanguíneo más pequeño y delgado que conecta las arterias y las venas. Los capilares son responsables del intercambio de nutrientes y gases en los tejidos.

• La sangre capilar suele ser de color rojo brillante y fluye de manera constante, pero en menor cantidad en comparación con las hemorragias arteriales y venosas.

• Las hemorragias capilares son las más comunes y generalmente menos graves. Pueden ocurrir en la superficie de la piel en raspaduras o cortes menores.

Ejemplo: Un rasguño en la piel que sangra ligeramente sería un ejemplo de un capilar sangriento.

Es importante tener en cuenta que, en caso de una hemorragia grave, es fundamental buscar atención médica de inmediato y tomar medidas para controlar la pérdida de sangre, como aplicar presión directa sobre la herida con un pañuelo limpio o una venda estéril. La elección del tratamiento dependerá del tipo y la gravedad de la hemorragia, así como de la ubicación de la lesión.

• **Cómo identificar y controlar una hemorragia.**

Identificar y controlar una hemorragia es una habilidad esencial en situaciones de emergencia. A continuación, te proporcionaré una guía detallada sobre cómo reconocer y manejar una hemorragia, junto con ejemplos:

Identificar una hemorragia:

1.   Observa la Sangre: La presencia de sangre es el signo más obvio de una hemorragia. Observa el lugar de la herida y busca sangre visible.

2.   Color de la Sangre: La sangre arterial es de color rojo brillante, la sangre venosa es de color rojo oscuro y la sangre capilar es de color rojo claro. Esto puede ayudarle a determinar el tipo de hemorragia.

3.   Cantidad de Sangre: Evalúa la cantidad de sangre perdida. Una gran cantidad de sangre es indicativa de una hemorragia más grave.

4.   Flujo de sangre: Observa si la sangre fluye de manera continua, en pulsos (característico de una hemorragia arterial) o de manera intermitente.

Pasos para controlar una hemorragia:

Es importante actuar rápidamente y seguir estos pasos para controlar una hemorragia:

1.   **Protégete a ti mismo**: Siempre verifica la seguridad de la escena antes de acercarte a la persona herida, especialmente en situaciones peligrosas como accidentes de tráfico o entornos con riesgos químicos.

2.   **Llama al 061** o busca ayuda médica: Siempre que te encuentres con una hemorragia grave, llama al número de emergencias o solicita ayuda médica de inmediato.

3.   **Presión directa**: Utilice un pañuelo limpio, una venda estéril o incluso su mano si no tiene nada más a mano, y aplique una presión directa sobre la herida. Presione firmemente para detener o reducir el flujo de sangre.

Ejemplo: Imagina que alguien se corta la mano con un cuchillo y la sangre brota de la herida. Debe aplicar presión directa con un pañuelo limpio o una venda sobre la herida para controlar la hemorragia.

4.   **Elevar la Extremidad**: Si la herida se encuentra en un brazo o una pierna, eleva la extremidad por encima del nivel del corazón. Esto puede ayudar a reducir el flujo de sangre hacia la herida.

Ejemplo: Si alguien se corta la pierna y está sangrando profusamente, coloque la pierna herida en posición elevada mientras se aplica presión.

5.   **Vendajes**: Los vendajes se utilizan para comprimir una herida y controlar la hemorragia. Pueden ser de diferentes tipos:

a. Vendajes de compresión: Son utilizados para aplicar presión directamente sobre la herida, deteniendo el sangrado. Un ejemplo común es el vendaje elástico o vendaje de compresión.

b. Vendajes oclusivos: Están diseñados para sellar heridas abiertas, como cortes profundos o laceraciones. Se utilizan para evitar la entrada de gérmenes y para mantener un ambiente húmedo que favorezca la curación. Un ejemplo de esto es un apósito adhesivo estéril.

Ejemplo: Si alguien tiene un corte profundo en el brazo que sangra profusamente, puede aplicar un vendaje de compresión presionando firmemente sobre la herida con un apósito estéril o una venda limpia. Esto ayudará a detener la hemorragia.

6.   **Torniquete** (como último recurso): Solo en situaciones extremas y cuando otras técnicas no funcionan, considere el uso de un torniquete.

Los torniquetes son dispositivos utilizados para detener la hemorragia en extremidades (brazos o piernas) cuando no es posible controlarla con vendajes o compresión directa. Deben ser utilizados con precaución, ya que pueden causar daños a los tejidos si se aplican incorrectamente o durante un período prolongado.

Ejemplo: Imagina que alguien ha sufrido una herida de bala en la pierna y la hemorragia es incontrolable con vendajes. En esta situación, un torniquete se puede utilizar como último recurso. Debes aplicarlo arriba de la herida, entre esta y el corazón, y apretarlo lo suficiente para detener el flujo de sangre. Es importante marcar la hora de aplicación y aflojar el torniquete cada 15-20 minutos para evitar daños en los tejidos por falta de flujo sanguíneo. Consulta a un equipo de emergencias lo antes posible.

Es importante recordar que el uso de torniquetes debe reservarse para situaciones extremas en las que no se puede controlar la hemorragia de ninguna otra manera, ya que puede llevar a la pérdida de la extremidad si se utiliza incorrectamente o demasiado durante el tiempo.

En resumen, los vendajes y los torniquetes son herramientas esenciales en el manejo de hemorragias, pero su uso debe ser adecuado y apropiado para cada situación. La seguridad y el bienestar de la persona herida son lo más importante.

Recuerde que la prioridad es detener la hemorragia y buscar atención médica lo antes posible. Mantén a la persona calmada y asegúrate de que reciba atención médica para tratar la herida y prevenir complicaciones. Además, sigue las pautas de seguridad y los protocolos de primeros auxilios para asegurarte de estar actuando de manera adecuada en caso de una hemorragia.

- **Signos de shock y cómo responder.**

Los signos de shock durante una hemorragia pueden ser una señal crítica de que una persona está experimentando una pérdida significativa de sangre y su vida está en peligro. Es importante reconocer estos signos y responder de manera rápida y adecuada. Los signos de shock pueden variar según la gravedad de la hemorragia, pero generalmente incluyen:

1.	Piel pálida y fría: La piel de la persona afectada puede volverse pálida, fría y húmeda al tacto debido a la disminución del flujo sanguíneo hacia la superficie de la piel.

2.   Confusión o alteraciones en el estado mental: La persona puede volverse confusa, ansiosa o presentar dificultades para mantener la concentración debido a la falta de oxígeno en el cerebro.

3.   Taquicardia: El pulso de la persona afectada tiende a aumentar en un intento de compensar la disminución del volumen sanguíneo. Puede sentirse débil.

4.   Respiración rápida y superficial: La persona puede respirar de manera rápida y superficial en un esfuerzo por obtener más oxígeno debido a la disminución de la circulación.

5.   Presión arterial baja: La presión arterial disminuirá a medida que la pérdida de sangre continúe y el cuerpo luche por mantener la perfusión de los órganos vitales.

6.   Sudoración profusa: La persona puede sudar excesivamente debido al estrés en el cuerpo como resultado de la hemorragia y el shock.

7.   Debilidad y mareos: Puede experimentar debilidad generalizada, mareos o incluso perder el conocimiento.

Si sospecha que alguien está experimentando shock debido a una hemorragia, es fundamental actuar de inmediato. Aquí hay pasos que puedes seguir para responder adecuadamente:

1.   Llama al 112 o al 061: La prioridad es obtener ayuda médica profesional lo antes posible.

2.   Controla la hemorragia: Si aún no se ha hecho, intenta controlar la hemorragia aplicando presión directa sobre la herida con un vendaje o un paño limpio. Si es necesario, utilice un torniquete como último recurso.

3.   Coloca a la persona en posición de Trendelenburg: Esto significa acostar a la persona de espaldas con las piernas elevadas unos 30 grados. Esto puede mejorar el flujo sanguíneo hacia el cerebro y otros órganos vitales.

4.   Mantén a la persona caliente: Usa mantas o prendas para mantener la temperatura corporal de la persona, ya que el shock puede llevar a la pérdida de calor.

5.   Mantén a la persona calmada: Habla de manera tranquilizadora y seguro que la ayuda está en camino.

6.   No le des de beber: No le produzcan líquidos, ya que esto podría empeorar la situación si requiere cirugía.

Es fundamental que la persona afectada reciba atención médica lo más rápido posible, ya que el shock debido a una hemorragia puede ser potencialmente mortal. Mientras esperas a los servicios de emergencia, tu intervención inicial puede marcar la diferencia en la supervivencia y el bienestar de la persona herida.

<u>Capítulo 3: Quemaduras</u>

- **Grados de quemaduras (primer, segundo, tercer grado).**

Una quemadura es una lesión en la piel o en otros tejidos del cuerpo que ocurre cuando estos son expuestos a temperaturas extremadamente altas, productos químicos corrosivos, radiación o fricción intensa. Las quemaduras pueden ser extremadamente dolorosas y, dependiendo de su gravedad, pueden requerir diferentes niveles de atención médica. A continuación, describiré en detalle los tres grados de quemaduras más comunes: primero, segundo y tercer grado.

1. <u>Primer grado de quemadura:</u>

Las quemaduras de primer grado afectan solo la capa más externa de la piel, conocida como epidermis. Estas quemaduras suelen ser dolorosas pero superficiales.

- Síntomas:

  - Enrojecimiento de la piel.
  - Dolor.
  - Inflamación leve.

- Causas comunes: Exposición breve al sol (quemadura solar), contacto con líquidos calientes, como agua hirviendo, o superficies calientes.

2. <u>Segundo grado de quemadura:</u>

Las quemaduras de segundo grado afectan tanto la epidermis como la capa subyacente de la piel, conocida como dermis. Pueden ser superficiales (segundo grado superficial) o profundas (segundo grado profundo).

- Síntomas:

- Ampollas llenas de líquido claro o turbio.

- Enrojecimiento.

- Dolor intenso.

- Posible inflamación.

• Causas comunes: Escaldaduras, contacto con líquidos calientes, flamas, químicos o fricción prolongada.

3. Tercer grado de quemadura:

Las quemaduras de tercer grado son las más graves y afectan todas las capas de la piel, así como posiblemente tejidos subyacentes, como músculos y huesos. Estas quemaduras a menudo destruyen las terminaciones nerviosas, por lo que pueden no ser dolorosas de inmediato debido al daño nervioso.

• Síntomas:

- La piel puede parecer carbonizada, blanca o de color marrón oscuro.
- Áreas de piel carbonizada pueden desprenderse.
- Ausencia de dolor en la zona afectada debido al daño nervioso.
- Posiblemente, tejidos subyacentes dañados.

• Causas comunes: Incendios, contacto prolongado con líquidos calientes, electricidad, productos químicos corrosivos.

Es fundamental buscar atención médica adecuada para las quemaduras de segundo y tercer grado, ya que su tratamiento puede ser complejo y las complicaciones pueden ser graves. Además, todas las quemaduras deben recibir cuidados inmediatos para evitar infecciones y promover una recuperación adecuada.

- ## **Medidas de primeros auxilios para quemaduras.**

Los primeros auxilios para quemaduras son cruciales para proporcionar atención inmediata y reducir el daño tisular. Las quemaduras pueden ser causadas por diversas fuentes, como fuego, líquidos calientes, productos químicos, electricidad o radiación. La gravedad de una quemadura depende de su profundidad, tamaño y ubicación. Aquí te proporcionaré una descripción detallada de las medidas de primeros auxilios para quemaduras, que como mencionamos anteriormente se clasifican en tres grados: quemaduras de primer grado, quemaduras de segundo grado y quemaduras de tercer grado.

Quemaduras de **primer** grado:

Estas afectan solo la capa más externa de la piel, la epidermis. Los síntomas incluyen enrojecimiento, dolor y sensibilidad. Para tratarlas:

1.   Enfriar la quemadura: Coloca la zona bajo agua corriente fría durante al menos 10-15 minutos. No uses hielo ni agua muy fría, ya que puede empeorar la lesión.

2.   Proteger la zona: Cubre la quemadura con un paño limpio y seco o una gasa estéril.

3.   Aplicar ungüento para quemaduras: Puedes aplicar una fina capa de un ungüento para quemaduras que contenga aloe vera o lidocaína para aliviar el dolor y promover la curación. No uses algodón, ya que puede adherirse a la quemadura.

4.   Tomar analgésicos: Si es necesario, puedes tomar analgésicos como el ibuprofeno para aliviar el dolor (previa atención médica).

Quemaduras de **segundo** grado:

Estas afectan la epidermis y parte de la dermis, y se caracterizan por ampollas, enrojecimiento intenso y dolor. Para tratarlas:

1.	Enfriar la quemadura: Enjuaga suavemente con agua fría durante 10-15 minutos.

2.	No revientes las ampollas: Las ampollas son una protección natural contra infecciones. Limpia la quemadura con cuidado y cúbrela con una gasa estéril.

3.	Elevar la extremidad afectada: Si es una quemadura en brazo o pierna, eleva la extremidad para reducir la hinchazón.

4.	Analgésicos: Si el dolor es intenso, puedes tomar analgésicos bajo la dirección de un profesional médico.

<u>Quemaduras de **tercer** grado:</u>

Estas son las más graves y afectan todas las capas de la piel, así como posiblemente los tejidos subyacentes. Pueden presentar piel carbonizada, coloración blanquecina o negra y ser insensibles al tacto debido al daño a los nervios. Para tratarlas:

1.	Llama al 061: Las quemaduras de tercer grado requieren atención médica inmediata.

2.	No apliques agua ni hielo: Evita enfriar la quemadura en este caso, ya que puede empeorarla.

3.	Cubre la quemadura: Usa un paño limpio y seco para cubrir la quemadura y prevenir infecciones.

4.	Mantén a la persona cómoda: Eleva las extremidades si es posible.

Recuerda que, en cualquier quemadura, es importante buscar atención médica si la quemadura es grande, afecta áreas críticas (cara, manos, pies, genitales), si la causa de la quemadura fue química o eléctrica, o si la quemadura muestra signos de infección. Los primeros auxilios son importantes, pero la evaluación y tratamiento de un profesional de la salud son esenciales para quemaduras graves.

Capítulo 4: Picaduras

Una picadura es una lesión o herida causada por la perforación o la mordedura de la piel por parte de un organismo, como un insecto, arácnido, serpiente u otro animal, que generalmente introduce una sustancia en el cuerpo que puede provocar molestias, dolor, inflamación, reacciones alérgicas o infecciones. Las picaduras son comunes en la vida cotidiana y su gravedad puede variar según el tipo de organismo involucrado y la reacción individual de la persona afectada.

Existen varios tipos de picaduras, que pueden clasificarse en función de la fuente que las causa:

1.   Picaduras de insectos:

•   Mosquitos: Estos insectos suelen picar para alimentarse de sangre, dejando una protuberancia roja y con picazón en la piel.

•   Abejas y avispas: Sus picaduras pueden ser dolorosas y, en personas alérgicas, pueden causar reacciones graves.

•   Pulgas: Provocan pequeñas lesiones con picazón, a menudo en grupos, que pueden ser muy molestas.

•   Garrapatas: No pican, sino que se adhieren a la piel para alimentarse de sangre, pudiendo transmitir enfermedades.

2.   Picaduras de arácnidos:

•   Arañas: Algunas arañas, como la viuda negra o la reclusa parda, pueden causar picaduras dolorosas que requieren atención médica.

- Ácaros: Los ácaros pueden causar picazón intensa y erupciones cutáneas, como en el caso de la sarna.

3.   Picaduras de serpientes:

- Venenosas: Las picaduras de serpientes venenosas pueden ser potencialmente mortales y requieren atención médica inmediata.

- No venenosas: Aunque no son mortales, las picaduras de serpientes no venenosas pueden causar dolor e inflamación local.

4.   Picaduras de animales marinos:

- Medusas: Sus tentáculos liberan toxinas que pueden causar dolor, enrojecimiento y erupciones en la piel. En casos graves, pueden causar reacciones alérgicas y dificultad para respirar.

- Erizos de mar: Sus espinas pueden penetrar la piel y causar infecciones, dolor e inflamación.

5.   Picaduras desconocidas:

- En ocasiones, las personas pueden experimentar picaduras que no pueden atribuir a una fuente específica, como insectos o animales. Estas picaduras pueden ser difíciles de identificar y tratar.

En general, para tratar las picaduras, es importante lavar la zona afectada con agua y jabón suave, aplicar hielo envuelto en un paño para reducir la hinchazón. Sin embargo, en casos de picaduras graves, picaduras de serpientes venenosas o si se sospecha una reacción alérgica grave, es fundamental buscar atención médica de inmediato.

Cabe destacar que la prevención es clave para evitar picaduras. Usar ropa protectora, repelentes de insectos, y tomar precauciones en entornos conocidos por la presencia de animales venenosos puede ayudar a reducir el riesgo de picaduras.

- **Reacciones alérgicas y anafilaxia.**

Las reacciones alérgicas a las picaduras de insectos, como abejas, avispas, mosquitos, hormigas y arañas, pueden variar en gravedad y síntomas. La anafilaxia es la forma más grave de reacción alérgica y puede poner en peligro la vida. A continuación, describiré las reacciones alérgicas comunes a diferentes tipos de picaduras y la anafilaxia asociada a estas picaduras.

1. <u>Picaduras de abejas y avispas:</u>

- Reacción local: La mayoría de las personas experimenta enrojecimiento, hinchazón y dolor en el lugar de la picadura. Estos síntomas son comunes y suelen desaparecer en unas horas o días.

- Reacción alérgica moderada: Algunas personas pueden desarrollar una reacción alérgica más fuerte, con hinchazón significativa, picazón intensa, y posiblemente una erupción cutánea generalizada.

- Anafilaxia: En casos raros, una picadura de abeja o avispa puede desencadenar una reacción anafiláctica grave. Los síntomas pueden incluir dificultad para respirar, hinchazón de la garganta, disminución de la presión arterial, ritmo cardíaco rápido, náuseas y vómitos. La anafilaxia es una emergencia médica que requiere atención inmediata.

2.   Picaduras de mosquitos:

•   Reacción local: La mayoría de las personas experimenta picazón, enrojecimiento e hinchazón en el área de la picadura. Estos síntomas suelen ser leves y desaparecen en poco tiempo.

•   Reacción alérgica moderada: Algunas personas pueden desarrollar una reacción más intensa con hinchazón extensa y picazón persistente.

•   Anafilaxia: Las picaduras de mosquitos rara vez causan anafilaxia.

3.   Picaduras de hormigas:

•   Reacción local: Las picaduras de hormigas pueden causar enrojecimiento, hinchazón y picazón en el lugar de la picadura.

•   Reacción alérgica moderada: En casos menos comunes, las personas pueden desarrollar una reacción alérgica más fuerte con hinchazón y picazón intensa en el área afectada.

•   Anafilaxia: La anafilaxia debido a picaduras de hormigas es extremadamente rara.

4.   Picaduras de arañas:

•   Reacción local: Las picaduras de arañas, como las de las arañas venenosas, pueden causar enrojecimiento, dolor y hinchazón en el lugar de la picadura.

•   Reacción alérgica moderada: Algunas personas pueden tener una reacción alérgica más intensa con síntomas como ampollas, picazón intensa y posible necrosis del tejido.

•   Anafilaxia: La anafilaxia debido a picaduras de arañas es muy rara y generalmente está asociada con alergias a las proteínas en el veneno de la araña.

5.   Picaduras de garrapatas:

•   Reacción local: Las garrapatas pueden transmitir enfermedades a través de sus picaduras, como la enfermedad de Lyme. En el lugar de la picadura, es común experimentar enrojecimiento y picazón.

•   Reacción alérgica moderada: Algunas personas pueden desarrollar reacciones alérgicas a las proteínas en la saliva de la garrapata, lo que puede provocar hinchazón, picazón intensa y enrojecimiento.

•   Anafilaxia: La anafilaxia debido a picaduras de garrapatas es extremadamente rara.

6.   Picaduras de pulgas:

•   Reacción local: Las picaduras de pulgas suelen causar picazón intensa, enrojecimiento y pequeñas protuberancias en la piel en el lugar de la picadura.

•   Reacción alérgica moderada: Algunas personas pueden desarrollar una reacción alérgica más fuerte, con hinchazón extensa y enrojecimiento.

•   Anafilaxia: La anafilaxia debido a picaduras de pulgas es sumamente inusual.

7.   Picaduras de chinches:

•   Reacción local: Las picaduras de chinches pueden causar enrojecimiento, picazón y pequeñas protuberancias en la piel en el área de la picadura.

•   Reacción alérgica moderada: En algunos casos, las personas pueden tener una reacción alérgica más fuerte con una erupción cutánea más extensa y picazón intensa.

•   Anafilaxia: La anafilaxia debido a picaduras de chinches es extremadamente rara y generalmente no se asocia con este tipo de picaduras.

Es importante señalar que, en la mayoría de los casos, las reacciones alérgicas a picaduras de insectos son locales y no graves. Sin embargo, siempre es importante prestar atención a los síntomas y buscar atención médica si los síntomas son graves o si se sospecha una reacción anafiláctica. Las personas que saben que son alérgicas a picaduras de insectos específicos deben tomar medidas para evitar las picaduras, como usar repelentes de insectos y ropa protectora. Además, deben llevar consigo un autoinyector de epinefrina y saber cómo usarlo en caso de emergencia.

<u>8.   Picaduras de escorpiones:</u>

•   Reacción local: Las picaduras de escorpiones pueden causar dolor intenso, hinchazón y enrojecimiento en el lugar de la picadura.

•   Reacción alérgica moderada: Algunas personas pueden tener una respuesta alérgica más fuerte, lo que resulta en hinchazón extensa, dolor persistente y posible dificultad para mover la extremidad afectada.

•   Anafilaxia: Aunque es raro, en casos muy excepcionales, las picaduras de escorpiones pueden provocar anafilaxia, con síntomas como dificultad para respirar, hinchazón de la garganta y disminución de la presión arterial.

<u>9.   Picaduras de moscas tsetsé (África subsahariana):</u>

•   Reacción local: Las moscas tsetsé son conocidas por transmitir enfermedades como la enfermedad del sueño. Las picaduras pueden causar hinchazón y picazón localizada.

•   Reacción alérgica moderada: En algunas personas, las picaduras de moscas tsetsé pueden desencadenar reacciones alérgicas más intensas con hinchazón extensa y enrojecimiento.

- Anafilaxia: La anafilaxia debido a picaduras de moscas tsetsé es extremadamente rara.

10.   Picaduras de abejorros:

- Reacción local: Las picaduras de abejorros pueden causar dolor, enrojecimiento y hinchazón en el lugar de la picadura.

- Reacción alérgica moderada: Algunas personas pueden desarrollar una respuesta alérgica más intensa con hinchazón significativa y picazón persistente.

- Anafilaxia: Aunque es poco común, las picaduras de abejorros pueden desencadenar anafilaxia en personas alérgicas, con síntomas graves que incluyen dificultad para respirar, hinchazón de la garganta y caída de la presión arterial.

Es importante recordar que la gravedad de las reacciones alérgicas a las picaduras de insectos puede variar de persona a persona. Aquellas personas que saben que son alérgicas a ciertos insectos deben tomar medidas para evitar las picaduras y estar preparadas para tratar una posible reacción alérgica grave con un autoinyector de epinefrina y atención médica de emergencia. Además, es fundamental buscar atención médica inmediata si se sospecha una anafilaxia, ya que es una condición potencialmente mortal que requiere tratamiento urgente.

11.   Picaduras de serpientes:

- Reacción local: Las picaduras de serpientes pueden causar dolor, hinchazón y enrojecimiento en el lugar de la picadura. También puede haber sangrado en el sitio de la picadura.

- Reacción sistémica: En casos más graves, la picadura de una serpiente venenosa puede llevar a una serie de síntomas sistémicos, que varían según el tipo de serpiente. Los síntomas pueden incluir dificultad para respirar, náuseas, vómitos, debilidad muscular y mareos.

• Anafilaxia: La anafilaxia no es común en picaduras de serpientes, pero puede ocurrir en respuesta a una reacción alérgica severa al veneno.

Es importante buscar atención médica de inmediato en caso de una picadura de serpiente venenosa. No se recomienda tratar la picadura en casa, ya que se necesita un tratamiento específico, como la administración de antídoto, para contrarrestar los efectos del veneno.

12.   Picaduras de medusas:

• Reacción local: Las picaduras de medusas suelen causar dolor agudo, picazón, enrojecimiento y una erupción cutánea en el área afectada.

• Reacción sistémica: En algunos casos, especialmente si la persona es alérgica o si la picadura es de una medusa particularmente venenosa, pueden presentarse síntomas sistémicos como náuseas, vómitos, debilidad y dolor muscular.

• Anafilaxia: La anafilaxia debido a picaduras de medusas es extremadamente rara.

Para tratar una picadura de medusa, se recomienda lavar la zona afectada con agua salada y aplicar vinagre, si está disponible, para desactivar las células urticantes. Luego, se debe aplicar hielo para aliviar el dolor y buscar atención médica si los síntomas son graves o si se sospecha una reacción alérgica.

13.   Picaduras de orugas:

• Reacción local: Las picaduras de orugas pueden causar dolor intenso, enrojecimiento, hinchazón y picazón en el lugar de la picadura. Algunas orugas tienen espinas venenosas que pueden empeorar los síntomas.

• Reacción alérgica moderada: En casos más graves, las personas pueden experimentar reacciones alérgicas más intensas con hinchazón extensa, dolor persistente y posible erupción cutánea.

• Anafilaxia: La anafilaxia debido a picaduras de orugas es extremadamente rara.

El tratamiento de las picaduras de orugas generalmente implica lavar el área afectada con agua y jabón, aplicar hielo para reducir la hinchazón y el dolor, y buscar atención médica si los síntomas son graves o empeoran.

14.   Picaduras de erizos de mar:

• Reacción local: Las picaduras de erizos de mar pueden causar dolor, inflamación y enrojecimiento en el área de la picadura. Las espinas pueden quedar incrustadas en la piel y pueden causar infecciones secundarias.

• Reacción alérgica moderada: Las reacciones alérgicas a las picaduras de erizos de mar son poco comunes, pero en algunos casos, las personas pueden experimentar hinchazón extensa y dolor en el área afectada.

• Anafilaxia: La anafilaxia no suele estar relacionada con las picaduras de erizos de mar.

Para tratar una picadura de erizo de mar, se recomienda retirar las espinas con pinzas esterilizadas, lavar bien la herida con agua y jabón, y aplicar una crema antibiótica si es necesario. Si se sospecha una infección o si los síntomas empeoran, se debe buscar atención médica.

En todos estos casos, es importante tomar precauciones para evitar picaduras y picotazos siempre que sea posible. Si ocurre una picadura y los síntomas son graves o preocupantes, se debe buscar atención médica de inmediato.

- **Tratamiento de picaduras y mordeduras.**

El tratamiento de picaduras y mordeduras de insectos, serpientes, animales marinos, etc puede variar significativamente según la gravedad de la lesión y el tipo de criatura involucrada. Aquí te proporcionaré información sobre el tratamiento de cada tipo de envenenamiento o lesión por separado:

1. Picaduras de insectos:

Las picaduras de insectos, como las de abejas, avispas, hormigas y mosquitos, son comunes y, en la mayoría de los casos, no son graves. Sin embargo, algunas personas pueden ser alérgicas a las picaduras de abejas y avispas, lo que puede desencadenar una reacción alérgica potencialmente mortal. Aquí hay algunas pautas generales para el tratamiento de picaduras de insectos:

- Retira el aguijón (si está presente): Si una abeja o avispa te ha picado y el aguijón está todavía en la piel, utiliza una tarjeta de crédito o una uña para rasparlo suavemente y retirarlo sin apretar.

- Lava la picadura: Lava la zona de la picadura con agua y jabón para reducir el riesgo de infección.

- Aplicar frío: Aplica una compresa fría o hielo envuelto en un paño sobre la picadura para reducir la hinchazón y el dolor.

- Antiinflamatorios y antihistamínicos: En caso de dolor o picazón, puedes tomar medicamentos (previa consulta médica) como ibuprofeno o antihistamínicos para aliviar los síntomas.

- Observación: Si experimentas síntomas graves como dificultad para respirar, hinchazón significativa en el rostro o la garganta, mareos o erupción cutánea generalizada, busca atención médica inmediata, ya que podría ser una reacción alérgica grave.

2. Mordeduras de serpientes:

Las mordeduras de serpientes pueden ser peligrosas, y el tratamiento depende del tipo de serpiente y la gravedad de la mordedura. Aquí hay algunas pautas generales:

-        Mantén la calma: Mantén la calma y evita mover la extremidad mordida para reducir la propagación del veneno.

-        Inmoviliza la extremidad: Si es posible, inmoviliza la extremidad mordida con una férula o vendaje para reducir la circulación del veneno.

-        Limpia la herida: Lava la herida con agua y jabón suavemente.

-        No cortes ni succiones la herida: No intentes cortar la herida ni succionar el veneno con la boca, ya que esto puede empeorar la situación.

-        Busca atención médica de inmediato: La administración de un antídoto es esencial en muchas mordeduras de serpientes venenosas. Traslada a la persona a un hospital tan pronto como sea posible.

3. Mordeduras y picaduras de animales marinos:

Las mordeduras y picaduras de animales marinos, como medusas, erizos de mar y algunos peces venenosos, pueden ser dolorosas y causar reacciones adversas. Aquí están algunas pautas generales:

-        Enjuaga la herida: Enjuaga la herida con agua salada para eliminar cualquier residuo venenoso o espinas.

-        Calor o frío: En función del tipo de lesión, puedes aplicar calor (para picaduras de medusas) o frío (para picaduras de algunos peces venenosos) para aliviar el dolor.

-        Antiinflamatorios: Puedes tomar antiinflamatorios (previa consulta médica) si experimentas dolor o inflamación.

-        Busca atención médica: Si la lesión es grave o si experimentas síntomas como dificultad para respirar, mareos o náuseas, busca atención médica de inmediato.

Es importante recordar que, en casos de picaduras o mordeduras graves, siempre es fundamental buscar atención médica profesional lo antes posible. Además, si tienes conocimiento sobre el tipo de insecto, serpiente o animal marino que te ha causado la lesión, proporciona esta información al personal médico, ya que puede ser crucial para determinar el tratamiento adecuado.

<u>4. Picaduras de arañas:</u>

Las picaduras de arañas, como las de la viuda negra o la reclusa parda, pueden ser peligrosas en algunos casos. Aquí tienes algunas pautas generales para el tratamiento:

-        Limpia la herida: Lava la picadura con agua y jabón para reducir el riesgo de infección.

-        Aplicar frío: Puedes aplicar hielo envuelto en un paño sobre la picadura para reducir la hinchazón y el dolor.

-        Antiinflamatorios y analgésicos: Los medicamentos como el ibuprofeno o el paracetamol pueden ayudar a aliviar el dolor y la inflamación.

-        Busca atención médica: Si sospechas que has sido picado por una araña venenosa o experimentas síntomas graves como dificultad para respirar, debilidad muscular, sudoración excesiva o náuseas, busca atención médica de inmediato.

<u>5. Picaduras de garrapatas:</u>

Las garrapatas pueden transmitir enfermedades como la enfermedad de Lyme. Si encuentras una garrapata adherida a tu piel, sigue estos pasos:

-        Retira la garrapata: Utiliza unas pinzas de punta fina para agarrar la garrapata lo más cerca posible de la piel y retírala lentamente sin girarla. Lava la zona con agua y jabón después de quitarla.

-        Observación: Si desarrollas síntomas como fiebre, erupción cutánea o dolor en las articulaciones en las semanas posteriores a la picadura, busca atención médica, ya que podría ser necesario tratamiento para enfermedades transmitidas por garrapatas.

Capítulo 5: Desastres Naturales

Un desastre natural se refiere a un evento catastrófico que ocurre en la naturaleza y que tiene el potencial de causar daños significativos a la vida humana, la propiedad y el entorno natural. Estos eventos pueden ser el resultado de procesos geológicos, climáticos o hidrológicos y a menudo se producen de manera impredecible. Algunos ejemplos comunes de desastres naturales incluyen terremotos, inundaciones, incendios forestales, tornados, huracanes, erupciones volcánicas, tsunamis y sequías, entre otros.

La preparación para desastres es un proceso crítico que implica tomar medidas proactivas para minimizar los riesgos y reducir los posibles impactos negativos de un desastre natural. Esto incluye:

1.   Identificación de riesgos: La primera etapa en la preparación para desastres implica identificar los posibles desastres naturales que podrían afectar a una zona o región específica. Esto incluye la evaluación de la historia de desastres pasados y la comprensión de las amenazas locales.

2.   Planificación: Desarrollar un plan de preparación para desastres que incluya procedimientos detallados para diferentes tipos de desastres. Esto debe abordar cuestiones como la seguridad de la familia, la evacuación, la comunicación y la atención médica de emergencia.

3.   Suministros de emergencia: Preparar un kit de suministros de emergencia que incluya alimentos no perecederos, agua potable, linternas, baterías, medicamentos, documentos importantes y otros elementos esenciales para sobrevivir durante al menos 72 horas después de un desastre.

4.   Educación y capacitación: Informar y educar a la sociedad sobre los riesgos de desastres y cómo actuar durante y después de un evento catastrófico. Esto incluye la formación en primeros auxilios básicos y la participación en simulacros de evacuación.

Durante un desastre, es crucial seguir las instrucciones de las autoridades locales y tomar medidas de seguridad, como refugiarse en un lugar seguro, alejarse de las zonas de peligro, mantenerse informado a través de fuentes confiables y prestar ayuda a quienes lo necesiten.

Después de un desastre, la recuperación es una fase clave que implica la evaluación de los daños, la asistencia a las víctimas, la restauración de la infraestructura y la reconstrucción de las zonas afectadas. Es importante seguir las indicaciones de las autoridades y buscar ayuda profesional y apoyo emocional si es necesario.

La preparación para desastres es esencial para reducir la pérdida de vidas y la destrucción de propiedades en caso de un evento natural catastrófico. La concienciación, la planificación y la respuesta adecuada son elementos cruciales para mitigar los efectos adversos de los desastres naturales.

• Preparación para desastres (terremotos, inundaciones, incendios).

La preparación para desastres es un conjunto de medidas y acciones que se toman antes de que ocurra un desastre natural o causado por el hombre con el fin de reducir su impacto y aumentar la capacidad de respuesta y recuperación de una comunidad o región afectada. A continuación, desarrollaré la preparación para tres tipos comunes de desastres: terremotos, inundaciones e incendios.

Preparación para **terremotos**:

1.   Educación y concienciación pública: La primera línea de defensa contra los terremotos es la educación pública. La sociedad debe estar bien informada sobre los riesgos y saber cómo responder durante un terremoto. Esto incluye la difusión de información sobre lugares seguros, planes de evacuación y la creación de kits de emergencia.

2.	Construcción resistente a terremotos: Las normas de construcción deben ser rigurosas y aplicadas adecuadamente para garantizar que los edificios y estructuras sean resistentes a los terremotos. Esto incluye la incorporación de tecnologías sísmicamente resistentes, como aisladores de base y sistemas de amortiguamiento.

3.	Planificación de evacuación: Las comunidades deben desarrollar planes de evacuación claros y realistas. Deben identificar rutas de escape, puntos de encuentro seguros y refugios temporales. Las simulaciones y ejercicios de evacuación regulares son esenciales para garantizar que todos sepan qué hacer en caso de un terremoto.

4.	Kits de emergencia y suministros: Se deben crear kits de emergencia que contengan alimentos no perecederos, agua, medicamentos, linterna, pilas, documentos importantes y otros suministros esenciales. Cada familia debe tener acceso a estos kits y estar preparada para al menos tres días de autosuficiencia.

5.	Comunicación de emergencia: Es importante establecer sistemas de comunicación de emergencia confiables que permitan la difusión rápida de información crítica antes y después de un terremoto. Esto puede incluir sirenas, alertas de teléfonos móviles y radios de emergencia.

<u>Preparación para **inundaciones**</u>:

1.	Mapeo de zonas de inundación: Identificar las áreas propensas a inundaciones es esencial. Los mapas de inundaciones y la información sobre niveles de inundación ayudan a las comunidades a tomar decisiones informadas sobre la ubicación de viviendas y negocios.

2.	Sistemas de alerta temprana: Implementar sistemas de alerta temprana que monitoreen las condiciones meteorológicas y los niveles de agua para que las personas puedan evacuar a tiempo. Esto incluye el uso de tecnología avanzada y la capacitación de personal para interpretar y difundir la información.

3.   Elevación de estructuras: Elevar viviendas y edificios en áreas propensas a inundaciones es una estrategia importante para reducir los daños. También se pueden construir diques y sistemas de drenaje adecuados para controlar el flujo de agua.

4.   Capacitación en respuesta a inundaciones: La capacitación de la sociedad en cómo actuar durante una inundación, cómo usar botes de rescate y cómo administrar refugios temporales es crucial.

<u>Preparación para **incendios forestales**</u>:

1.   Limpieza y mitigación de riesgos: Mantener las áreas alrededor de las viviendas y edificios libres de maleza y vegetación inflamable para reducir la propagación de incendios forestales en zonas rurales.

2.   Evacuación y refugios: Desarrollar planes de evacuación y refugio en caso de incendios forestales. La sociedad debe conocer las rutas de escape y los lugares seguros para refugiarse.

3.   Educación sobre prevención de incendios: Educar a la sociedad sobre prácticas seguras para evitar incendios, como el uso responsable del fuego y la importancia de no arrojar cigarrillos encendidos en áreas secas.

4.   Alertas y comunicación: Implementar sistemas de alerta temprana para notificar a las personas sobre la proximidad de un incendio. Además, establecer líneas de comunicación efectivas para coordinar la respuesta de emergencia.

5.   Equipamiento de extinción de incendios: Proporcionar a los equipos de bomberos los recursos necesarios, como vehículos, equipos y personal adicional durante la temporada de incendios.

La preparación para desastres es un esfuerzo continuo que requiere la participación activa de gobiernos, comunidades y personas individuales. Cuanto más se invierta en la planificación y preparación, menor será el impacto de los desastres y más rápida será la recuperación.

• Cómo actuar durante y después de un desastre.

Actuar de manera adecuada durante y después de un **terremoto** es crucial para garantizar la seguridad personal y la de quienes te rodean. Aquí te proporciono una guía detallada sobre cómo actuar en estas situaciones:

<u>Durante un **terremoto**</u>:

1. Mantén la calma: La tranquilidad es clave. Trata de mantener la calma y ayudar a otros a hacerlo también. Evita entrar en pánico, ya que esto puede dificultar la toma de decisiones adecuadas.

2. Protégete: Busca un lugar seguro tan pronto como sientas que está temblando. Si estás en el interior, busca refugio bajo una mesa resistente, un escritorio o una puerta. Mantén la cabeza y el cuello protegidos. Evita las ventanas, espejos y objetos que puedan caerse.

3. Si estás al aire libre: Aléjate de edificios, postes de luz, árboles y cables eléctricos que puedan caer. Encuentra un espacio abierto y mantente alejado de estructuras peligrosas.

4. Si estás conduciendo: Detén tu vehículo en un lugar seguro y alejado de edificios, puentes o árboles. Mantén las ventanas cerradas y permanece dentro del automóvil hasta que el temblor termine.

5. Si estás en un edificio alto: Mantente en el interior y lejos de ventanas. No uses los ascensores durante un terremoto, ya que podrían quedar atascados.

6. No grites ni hagas ruido innecesario: Esto puede dificultar la comunicación con los equipos de rescate y aumentar el miedo de las personas.

<u>Después de un **terremoto**</u>:

1.	Espera a que el movimiento termine: Los terremotos suelen tener réplicas, así que mantente alerta y en guardia durante las horas y días posteriores.

2.	Evalúa tu entorno: Verifica si estás en un lugar seguro y si hay peligros inmediatos, como incendios, fugas de gas o estructuras inestables. Si es seguro hacerlo, apaga los interruptores de gas y electricidad.

3.	Ayuda a los heridos: Si puedes hacerlo de manera segura, presta asistencia a las personas heridas. Si no tienes conocimientos médicos, brinda apoyo emocional y busca ayuda profesional lo antes posible.

4.	Comunicación: Utiliza un teléfono móvil o una radio portátil para obtener información sobre la situación y las instrucciones de las autoridades locales. Evita usar el teléfono a menos que sea necesario para no saturar las redes de comunicación.

5.	Reúnete con tu familia o grupo: Si estás separado de tus seres queridos, trata de contactarlos y establecer un punto de encuentro predeterminado. Esto es especialmente importante si tienes niños o familiares dependientes.

6.	No entres a edificios dañados: Evita ingresar a estructuras dañadas hasta que hayan sido evaluadas y declaradas seguras por profesionales.

7.	Mantén suministros de emergencia: Si tienes acceso a tus suministros de emergencia, utilízalos con moderación y asegúrate de tener suficiente para sobrevivir mientras esperas ayuda.

8.	Escucha las actualizaciones y sigue las instrucciones: Sigue las indicaciones de las autoridades locales y presta atención a las actualizaciones de seguridad. Mantente informado sobre evacuaciones, refugios temporales y otros recursos disponibles.

9.	Mantén la calma y la paciencia: Los tiempos de respuesta pueden ser largos durante una emergencia, así que trata de mantener la calma y colabora con otros para ayudar en lo que puedas.

Recuerda que la preparación antes de un terremoto es esencial. Tener un plan de emergencia, suministros de supervivencia y conocer los procedimientos adecuados puede marcar la diferencia en tu seguridad y la de tu familia durante y después de un terremoto.

Actuar adecuadamente durante un **incendio** es esencial para garantizar la seguridad personal y de quienes te rodean. Aquí te proporciono una guía detallada sobre cómo actuar en caso de incendio:

Durante un **incendio**:

1.	Mantén la calma: La tranquilidad es crucial. Evita el pánico y ayuda a otros a mantener la calma.

2.	Notifica a las autoridades: Llama al 112 para informar del incendio. Proporciona detalles precisos sobre la ubicación y el tamaño del incendio.

3.	Alerta a los demás: Si estás en un lugar público o en un edificio, activa la alarma de incendios o grita "¡Fuego!" para alertar a las personas cercanas.

4.	Evacua inmediatamente: Si el incendio es pequeño y puedes apagarlo de manera segura con un extintor, intenta hacerlo. De lo contrario, evacua el área de inmediato.

5.	Si estás en un edificio: Usa las escaleras en lugar del ascensor para salir. Si el edificio está lleno de humo, mantén la cabeza cerca del suelo, donde el aire es más limpio. Cubre tu nariz y boca con un pañuelo húmedo si es posible.

6.	Toque las puertas antes de abrirlas: Antes de abrir una puerta, toca la manija para verificar si está caliente. Si está caliente, no la abras, ya que podría haber fuego al otro lado.

7.   Cierre las puertas: Al abandonar una habitación, cierra la puerta detrás de ti para frenar la propagación del fuego y el humo.

8.   Arrástrate si es necesario: Si estás atrapado en un lugar lleno de humo, arrástrate por el suelo para evitar la inhalación de gases tóxicos y mantener la visibilidad.

9.   No vuelvas atrás: Una vez que hayas salido de un área incendiada, no regreses en ninguna circunstancia. Deja que los bomberos se encarguen de apagar el fuego y rescatar a las personas atrapadas.

<u>Después de un **incendio**</u>:

1.   Reúnete en un lugar seguro: Después de evacuar, reúnete con tu familia o grupo en un lugar predeterminado lejos del incendio, como un punto de encuentro designado.

2.   No vuelvas al edificio hasta que sea seguro: No regreses al lugar del incendio hasta que las autoridades lo declaren seguro. Pueden existir riesgos ocultos, como estructuras inestables o gases peligrosos.

3.   Comunica tu seguridad: Llama a familiares o amigos para informarles que estás a salvo y dónde te encuentras.

4.   Atención médica: Si has inhalado humo o sufrido quemaduras, busca atención médica inmediatamente.

5.   Apoyo emocional: El impacto emocional de un incendio puede ser intenso. Busca apoyo psicológico si es necesario y brinda apoyo a otros afectados.

6.   Documenta los daños: Si tienes seguro, toma fotos y registra los daños causados por el incendio para facilitar el proceso de reclamación.

7.   Colabora con las autoridades: Colabora con las investigaciones sobre la causa del incendio si es necesario.

Recuerda que la prevención es fundamental para reducir el riesgo de incendios. Mantén extintores, detectores de humo y sistemas de alarma en buen estado de funcionamiento, y asegúrate de conocer las salidas de emergencia en los edificios que frecuentas. También es importante tener un plan de evacuación y practicarlo con regularidad con tu familia o compañeros de trabajo.

Actuar adecuadamente durante una **inundación** es fundamental para garantizar la seguridad personal y la de los demás. Aquí te proporciono una guía detallada sobre cómo actuar en caso de inundación:

<u>Durante una **inundación**</u>:

1.   Mantén la calma: Mantener la calma es esencial en situaciones de emergencia. Trata de controlar el miedo y la ansiedad para tomar decisiones adecuadas.

2.   Mantente informado: Escucha las advertencias y los avisos de inundaciones emitidos por las autoridades locales a través de la radio, la televisión o las redes sociales. También puedes utilizar aplicaciones de pronóstico del tiempo y alertas de emergencia.

3.   Evacua si es necesario: Si las autoridades te indican que debes evacuar, hazlo de inmediato. Sigue las rutas de evacuación recomendadas y lleva contigo una mochila de emergencia con suministros esenciales.

4.   Sube a un lugar elevado: Si no puedes evacuar o estás atrapado en un lugar inundado, busca refugio en un lugar alto, como el techo de una casa o un edificio. Lleva contigo una linterna, un teléfono móvil y una radio portátil si es posible.

5.   No camines o nades a través de aguas en rápido movimiento: Las inundaciones pueden generar corrientes peligrosas. Evita cruzar arroyos o ríos crecidos a pie o nadando, ya que puedes ser arrastrado por la corriente.

6.   No conduzcas a través de áreas inundadas: Evita manejar en carreteras o calles inundadas. El agua puede ser más profunda de lo que parece y es fácil quedar atrapado o perder el control del vehículo.

7.   Desconecta la electricidad y el gas: Si tienes tiempo antes de evacuar o antes de que el agua alcance tu casa, desconecta la electricidad y el gas para reducir el riesgo de incendios o descargas eléctricas.

<u>Después de una **inundación:**</u>

1.   Espera a que pase el peligro: No regreses a tu hogar o a la zona afectada hasta que las autoridades locales lo declaren seguro.

2.   Comunica tu seguridad: Llama a familiares o amigos para informarles que estás a salvo y dónde te encuentras.

3.   Evalúa los daños: Una vez que sea seguro hacerlo, inspecciona tu hogar y propiedad en busca de daños. Toma fotografías para respaldar posibles reclamaciones de seguro, en caso de que dispongas de él.

4.   Limpieza segura: Si tu casa ha sufrido daños, limpia y desinfecta adecuadamente para evitar problemas de salud posteriores, como el crecimiento de moho.

5.   Seguridad alimentaria: Desecha cualquier alimento o agua que haya estado en contacto con el agua de la inundación, ya que puede estar contaminado.

6.   Atención médica: Si resultaste herido durante la inundación, busca atención médica de inmediato. También presta atención a posibles enfermedades transmitidas por el agua, como el cólera.

7.   Apoyo emocional: Las inundaciones pueden ser traumáticas. Busca apoyo emocional si es necesario y brinda apoyo a otros afectados.

8.   Preparación para futuras inundaciones: Considera tomar medidas para reducir el riesgo de inundaciones en el futuro, como elevar los sistemas de calefacción y electricidad en tu casa o comprar seguro contra inundaciones.

Recuerda que la prevención y la preparación son clave para afrontar las inundaciones de manera más segura. Conoce las zonas de riesgo en tu área y ten un plan de evacuación en caso de inundación. También es importante contar con suministros de emergencia, como agua potable, alimentos no perecederos y productos de primeros auxilios, en caso de que te quedes sin acceso a recursos básicos durante una inundación.

En caso de una **explosión**, es fundamental tomar medidas rápidas y adecuadas para proteger tu seguridad y la de quienes te rodean. Las explosiones pueden ocurrir por diversas razones, como accidentes industriales, fugas de gas, ataques terroristas o accidentes en el hogar. A continuación, se describen los pasos que debes seguir antes, durante y después de una explosión:

Antes de una **explosión**:

1.   Mantén la calma y la vigilancia: Estar alerta a tu entorno es crucial. Si notas o sospechas que hay una amenaza de explosión, comunícalo de inmediato a las autoridades locales o al personal de seguridad correspondiente.

2.   Identifica rutas de evacuación: Familiarízate con las rutas de evacuación y los puntos de reunión en tu lugar de trabajo, hogar o cualquier lugar que frecuentes. Saber cómo salir de un edificio de manera segura puede ser crucial.

3.   Conoce la ubicación de extintores y alarmas de incendio: Si se produce una explosión, podría haber incendios secundarios. Saber cómo utilizar un extintor de incendios y cómo activar las alarmas de incendio podría ser determinante.

Durante una **explosión**:

1.   Protégete: Si escuchas o sientes una explosión inminente, busca inmediatamente un refugio seguro. Agáchate detrás de objetos sólidos como una pared gruesa, un escritorio o una mesa para protegerte de escombros voladores y fragmentos.

2.   Aléjate de ventanas y cristales: Las explosiones a menudo rompen ventanas y vidrios. Mantente alejado de las áreas donde puedan ocurrir estos destrozos para evitar lesiones por vidrios rotos.

3. Si estás en un edificio: Si estás en un edificio y la explosión es considerable, trata de evacuar siguiendo las rutas de evacuación previamente identificadas. No uses el ascensor, ya que podría quedar atrapado.

4. Si estás al aire libre: Aléjate rápidamente de la zona de la explosión para evitar daños adicionales o lesiones causadas por escombros.

<u>Después de una **explosión**</u>:

1. Mantén la calma: Después de una explosión, es natural sentir miedo o ansiedad. Trata de mantener la calma y respirar profundamente.

2. Verifica tu estado: Asegúrate de que estás a salvo y no tienes lesiones graves. Si estás herido, busca atención médica de inmediato.

3. No regreses a la zona de la explosión: Si estás fuera del área de la explosión, no regreses a menos que las autoridades lo indiquen como seguro. Puede haber peligros adicionales, como fugas de gas o incendios.

4. Ayuda a otros: Si es seguro hacerlo, ayuda a las personas que puedan estar heridas o en peligro.

5. Sigue las instrucciones de las autoridades: Escucha las instrucciones de las autoridades locales y de los equipos de emergencia. Puede ser necesario evacuar la zona o seguir medidas de seguridad específicas.

6. Comunica tu seguridad: Informa a tus familiares y amigos que estás a salvo y dónde te encuentras.

Recuerda que la prevención y la preparación pueden marcar la diferencia en situaciones de explosión. Siempre presta atención a las señales de advertencia, mantén un plan de emergencia y conoce las medidas de seguridad en tu entorno, especialmente en lugares de trabajo y edificios públicos.

- ### Evacuación segura y refugios de emergencia.

La evacuación segura y la creación de refugios de emergencia son componentes críticos de la preparación y la respuesta ante desastres naturales. Estos procesos se desarrollan con el objetivo de proteger la vida y la seguridad de las personas afectadas por eventos como terremotos, huracanes, inundaciones, incendios forestales y tsunamis. Aquí te proporcionaré una explicación detallada sobre ambos aspectos:

Evacuación segura:

1. Planificación y preparación: Antes de que ocurra un desastre, es esencial tener planes de evacuación bien definidos. Estos planes deben ser elaborados por las autoridades locales y regionales en colaboración con expertos en gestión de desastres. Deben considerar la geografía, la densidad de población y las vulnerabilidades específicas de la región.

2. Comunicación: La difusión de información precisa y oportuna es fundamental. Las autoridades deben utilizar diversos medios de comunicación, como alertas por radio, mensajes de texto y redes sociales, para informar a la población sobre la amenaza inminente y las rutas de evacuación.

3. Identificación de refugios: Deben identificarse y designarse refugios de emergencia seguros, como escuelas, gimnasios, estadios u otros edificios públicos. Estos lugares deben cumplir con estándares de construcción y seguridad, y estar equipados con suministros básicos, como agua, alimentos y atención médica.

4. Evacuación ordenada: La evacuación debe realizarse de manera ordenada, evitando el pánico y el caos. Se deben establecer zonas de reunión para coordinar la salida de la población y se deben proporcionar rutas claras de escape.

5. Ayuda a grupos vulnerables: Se debe prestar especial atención a personas con discapacidades, personas mayores y familias con niños pequeños. Deben

implementarse planes específicos para ayudar a estos grupos a evacuar de manera segura.

Refugios de emergencia:

1.   Acondicionamiento: Los refugios de emergencia deben estar preparados con anticipación para recibir a las personas afectadas por el desastre. Esto incluye la limpieza y el mantenimiento de las instalaciones, así como la disponibilidad de recursos esenciales.

2.   Suministros: Los refugios deben contar con suministros básicos, como agua potable, alimentos no perecederos, mantas, colchones, productos de higiene y suministros médicos. Estos recursos deben ser suficientes para satisfacer las necesidades de la población refugiada durante varios días.

3.   Personal y servicios: Deben asignarse equipos de respuesta a desastres, como trabajadores sociales, personal médico y voluntarios, para brindar apoyo y servicios a las personas refugiadas. Esto incluye atención médica, psicológica y asistencia para satisfacer las necesidades básicas.

4.   Seguridad: Se debe garantizar la seguridad dentro de los refugios, evitando la violencia y el robo. También es importante establecer medidas para prevenir la propagación de enfermedades y garantizar la higiene adecuada.

5.   Información continua: Las autoridades deben proporcionar actualizaciones regulares sobre la situación y los esfuerzos de recuperación. Esto ayuda a mantener la calma y a informar a las personas refugiadas sobre lo que pueden esperar a medida que se desarrolla la situación.

En resumen, la evacuación segura y la creación de refugios de emergencia son elementos esenciales de la planificación y la respuesta ante desastres naturales. Estas medidas salvan vidas y ayudan a las comunidades a enfrentar y recuperarse de situaciones difíciles. La coordinación entre autoridades locales, regionales y nacionales, junto con la participación de la comunidad y organizaciones de ayuda, es fundamental para garantizar una respuesta eficaz y humanitaria ante desastres naturales.

Capítulo 6: Amputaciones

- **Cómo manejar situaciones de amputación.**

Una amputación es la remoción quirúrgica o traumática de una parte del cuerpo, como un miembro o una extremidad, a través de la separación completa o parcial de un segmento del cuerpo del resto. Las amputaciones pueden ocurrir como resultado de accidentes, lesiones graves, enfermedades vasculares, infecciones graves o incluso procedimientos médicos planificados. Las amputaciones pueden afectar a cualquier parte del cuerpo, desde dedos de las manos y pies hasta extremidades enteras, como brazos o piernas. A continuación, se desarrollamos cómo manejar situaciones de amputación accidentales:

1. Evaluar la seguridad y la escena del accidente: Lo primero que debes hacer en una situación de amputación es asegurarte de que tú y la víctima estén fuera de peligro. Si el incidente ocurrió en un lugar peligroso, como una carretera, asegura la zona antes de acercarte a la víctima.

2. Llamar a ayuda médica de emergencia: Tan pronto como sea seguro hacerlo, llama al servicio de emergencias para solicitar ayuda médica. Las amputaciones son lesiones graves que requieren atención médica inmediata.

3. Detener la hemorragia: Las amputaciones suelen ir acompañadas de sangrado intenso. Usa una venda estéril o un pañuelo limpio para aplicar presión directa en la zona de la amputación y detener la hemorragia. Si la sangre empapa el material de presión, no lo retires; agrega más material por encima para mantener la presión.

4. Recuperar la parte amputada (si es posible): Si es seguro hacerlo, busca la parte amputada y recógela. Trátala con cuidado, sin tocar directamente los tejidos expuestos. Envuelve la parte en un paño limpio y colócala en una bolsa de plástico

sellada. Luego, coloca esta bolsa en otra con hielo o agua fría. No congeles la parte amputada.

5.   Mantén a la víctima calmada: El shock es común en situaciones de amputación. Intenta mantener a la víctima calmada y tranquilízala mientras esperas la llegada de ayuda médica.

6.   Elevar el miembro restante: Si la amputación ocurrió en una extremidad, eleva la extremidad no amputada por encima del nivel del corazón. Esto puede ayudar a reducir la hinchazón y mejorar el flujo sanguíneo.

7.   No aplicar torniquetes: Evita aplicar torniquetes en la zona amputada, ya que esto puede empeorar la lesión al cortar el suministro de sangre por completo.

8.   Mantén la zona limpia y cubierta: Usa gasas estériles o paños limpios para cubrir la zona de la amputación y protegerla de contaminantes. No apliques cremas, ungüentos ni desinfectantes directamente sobre la herida.

9.   Ofrecer apoyo emocional: Una amputación es una experiencia traumática. Brinda apoyo emocional a la víctima y mantén una comunicación constante hasta que llegue la ayuda médica.

10.   Cooperación con profesionales médicos: Una vez que llegue la atención médica, sigue las indicaciones del personal médico y proporciona toda la información necesaria sobre la situación y la parte amputada.

Recuerda que las amputaciones son emergencias médicas graves, y la atención médica oportuna es esencial para la recuperación de la víctima. El tiempo es un factor crítico en estos casos, por lo que es importante actuar rápidamente y seguir las recomendaciones de los profesionales de la salud.

•   **Consejos para preservar el miembro amputado.**

Es importante tener en cuenta que, en una situación así, la atención médica urgente es la prioridad número uno. Sin embargo, mientras esperas la ayuda médica, hay algunas medidas que puedes tomar para aumentar las posibilidades de preservar el miembro amputado:

1. Llama al 112 o busca ayuda médica de inmediato: Lo primero y más importante es obtener asistencia médica lo antes posible. Mientras esperas, puedes comenzar con los siguientes pasos.

2. Mantén la calma: Mantener la calma es esencial en situaciones de emergencia. Respira profundamente y trata de mantener la serenidad para tomar decisiones adecuadas.

3. Controla el sangrado: Si el miembro amputado está sangrando, intenta detener la hemorragia. Utiliza una tela limpia o un pañuelo para aplicar presión directa sobre la herida. Eleva la parte amputada por encima del nivel del corazón si es posible.

4. Lava el miembro amputado: Si es seguro hacerlo, puedes enjuagar suavemente el miembro amputado con agua limpia para eliminar la suciedad o residuos. No frotes ni apliques ningún producto sobre la herida.

5. Envuelve el miembro amputado: Envuelve el miembro amputado en un paño limpio y húmedo, como una gasa estéril o una toalla limpia. Luego, colócalo en una bolsa de plástico sellable y asegúrala.

6. Mantén el miembro amputado fresco: No pongas el miembro amputado directamente sobre hielo. Coloca la bolsa con el miembro en un recipiente más grande lleno de agua fría y hielo, pero sin que el hielo toque directamente la parte amputada. Esto ayudará a mantener el miembro fresco sin dañar los tejidos por congelación.

7. No intentes coser ni reimplantar tú mismo el miembro amputado: Esto debe ser realizado por un cirujano especializado en un entorno médico adecuado.

8. Mantén la atención médica: Una vez que hayas tomado estas medidas iniciales, continúa buscando atención médica de urgencia. Cuanto antes se pueda reimplantar el miembro, mayores serán las posibilidades de éxito.

9.   Mantén registros: Lleva un registro de la hora en que ocurrió la amputación y de todos los pasos que has seguido. Esto puede ser útil para el personal médico.

10.   Prepara a alguien para acompañarte: Si es posible, pide a alguien que te acompañe al hospital o llame al 112 mientras tú te concentras en la atención del miembro amputado.

Recuerda que estos consejos son solo medidas temporales para preservar el miembro amputado hasta que se pueda proporcionar atención médica adecuada. La amputación es una emergencia médica grave, y la recuperación exitosa depende en gran medida de la rapidez con la que se reciba tratamiento médico especializado.

Capítulo 7: Desfibriladores (DEA/DESA)

- ## Qué son los desfibriladores automáticos.

Los desfibriladores automáticos y semiautomáticos son dispositivos médicos diseñados para tratar las arritmias cardíacas potencialmente mortales, como la fibrilación ventricular y la taquicardia ventricular, mediante la aplicación de una descarga eléctrica al corazón. Estas arritmias pueden causar una pérdida súbita de la función cardíaca, lo que lleva a la parada cardíaca, y pueden ser fatales si no se tratan rápidamente.

Aquí te presento una descripción de ambos tipos de desfibriladores:

1. **Desfibriladores Automáticos Externos (DAE o DEA):** Los desfibriladores automáticos externos son dispositivos portátiles y completamente automatizados que están diseñados para ser utilizados por personal no médico o personas sin experiencia médica formal. Están programados para analizar automáticamente el ritmo cardíaco del paciente y, si detectan una arritmia potencialmente mortal que puede corregirse con una descarga eléctrica, el dispositivo administrará la descarga de manera automática.

Características clave:

- Fácil de usar: Los DEA están diseñados para ser intuitivos y simples de operar, lo que permite a cualquier persona, incluso sin entrenamiento médico, usarlos en situaciones de emergencia, aunque eso sí, requiere de una formación previa.

- Análisis automático: El DEA evalúa el ritmo cardíaco del paciente y toma la decisión de administrar o no una descarga eléctrica, lo que reduce el riesgo de error humano.

•   Instrucciones de voz y/o pantalla: Proporciona instrucciones claras y guiadas por voz o en una pantalla para guiar al usuario a través del proceso de resucitación.

2.   **Desfibriladores Semiautomáticos (DSE o DESA):** Los desfibriladores semiautomáticos son similares a los DEA en términos de su función principal, pero requieren una acción manual para administrar la descarga eléctrica. Estos dispositivos también están diseñados para ser utilizados por personal no médico en situaciones de emergencia.

Características clave:

•   Análisis automático: Al igual que los DEA, los DESA pueden analizar el ritmo cardíaco del paciente de manera automática y proporcionar instrucciones claras para administrar la descarga eléctrica.

•   Requiere acción manual: A diferencia de los DEA, los DESA requieren que el usuario presione un botón para administrar la descarga eléctrica, lo que brinda un mayor control sobre el proceso de resucitación.

•   Instrucciones de voz y/o pantalla: Al igual que los DEA, proporcionan instrucciones guiadas por voz o en una pantalla para ayudar al usuario a realizar la resucitación de manera efectiva.

Ambos tipos de desfibriladores son herramientas cruciales en situaciones de emergencia cardíaca, ya que pueden restablecer el ritmo cardíaco normal y salvar vidas. Sin embargo, es importante que las personas reciban capacitación adecuada en el uso de estos dispositivos para maximizar su eficacia y seguridad. Además, la asistencia médica profesional debe buscarse de inmediato en caso de paro cardíaco, incluso después de usar un desfibrilador.

En España, para poder utilizar un DEA (Desfibrilador Externo Automático) o un DESA (Desfibrilador Externo Semiautomático) en situaciones de emergencia, es importante seguir ciertos requisitos y consideraciones legales. Aquí te explico los principales requisitos para usar un DEA o DESA en España:

1.	Formación en Soporte Vital Básico (SVB) y RCP: Antes de utilizar un DEA o DESA, es altamente recomendable que las personas estén capacitadas en Soporte Vital Básico (SVB) y Reanimación Cardiopulmonar (RCP). Esto incluye conocimientos sobre cómo realizar compresiones torácicas y ventilación boca a boca, así como el uso adecuado del DEA/DESA. La formación puede obtenerse a través de cursos acreditados por organizaciones de salud o sociedades médicas.

2.	Registro y autorización: En España, el uso de DEA/DESA está regulado por la legislación de cada comunidad autónoma, por lo que los requisitos pueden variar ligeramente de una región a otra. En general, se requiere que los DEA/DESA estén registrados y autorizados por las autoridades de salud locales o regionales. Esto garantiza que los dispositivos cumplan con los estándares de calidad y seguridad necesarios.

3.	Ubicación y señalización: Los DEA/DESA deben estar ubicados en lugares de fácil acceso y visibles para el público. Además, deben estar claramente señalizados con indicaciones de su presencia y uso. Esto incluye la colocación de señales y pictogramas que informen sobre la ubicación del dispositivo.

4.	Mantenimiento y revisión periódica: Los DEA/DESA deben someterse a un mantenimiento regular para garantizar su funcionamiento adecuado. Esto incluye la revisión de las baterías y electrodos, así como la actualización de cualquier software necesario. También es importante llevar un registro de las revisiones y mantenimientos realizados.

5.	Plan de actuación en emergencias: Las organizaciones o lugares que posean un DEA/DESA deben contar con un plan de actuación en caso de emergencia que incluya la formación del personal en el uso del dispositivo, la notificación a los servicios de emergencia, y la coordinación de las acciones con el personal médico y de rescate.

6.   Coordinación con servicios de emergencia: En caso de utilizar un DEA/DESA, es importante que se notifique inmediatamente a los servicios de emergencia (112 en España) y se sigan sus instrucciones. Los servicios de emergencia pueden proporcionar orientación adicional y coordinar la llegada de asistencia médica profesional.

7.   Leyes y regulaciones locales: Las regulaciones específicas para el uso de DEA/DESA pueden variar según la comunidad autónoma en España, por lo que es fundamental conocer y cumplir con las leyes y regulaciones locales vigentes.

Es esencial destacar que la disponibilidad de DEA/DESA en lugares públicos y su correcto uso pueden salvar vidas en casos de paro cardíaco repentino. Por lo tanto, es importante que tanto individuos como organizaciones estén al tanto de los requisitos legales y las mejores prácticas para el uso de estos dispositivos en España.

• Cómo usar el DEA/DESA.

El DEA (Desfibrilador Externo Automático) y el DESA (Desfibrilador Externo Semiautomático) son dispositivos médicos diseñados para administrar una descarga eléctrica a una persona que experimenta una parada cardíaca súbita o fibrilación ventricular, dos afecciones que pueden ser potencialmente mortales si no se tratan de manera rápida y efectiva. Como he señalado anteriormente, es necesario tener formación y capacitación para el uso de los desfibriladores, a continuación, te proporciono una explicación detallada sobre cómo utilizar estos dispositivos:

Uso del DEA y DESA:

1.   Evaluar la situación: Lo primero que debes hacer es evaluar la situación y asegurarte de que la persona esté inconsciente y no responda. Llama inmediatamente a los servicios de emergencia para obtener ayuda médica profesional.

2. Verificar la respiración: Comprueba si la persona está respirando normalmente. Si no está respirando o solo está jadeando, es un signo de parada cardíaca y se requiere una acción inmediata.

3. Exponer el pecho: Asegúrate de que el pecho de la persona esté expuesto y seco. Retira cualquier ropa que pueda interferir con la aplicación de los electrodos del DEA/DESA.

4. Encender el DEA/DESA: Enciende el dispositivo presionando el botón de encendido o siguiendo las instrucciones del modelo específico. La mayoría de los DEA/DESA emiten instrucciones auditivas y visuales para guiar al usuario.

5. Aplicar los electrodos: Coloca los electrodos adhesivos en el pecho de la persona según las indicaciones del DEA/DESA. Por lo general, se proporcionan imágenes o marcas en el dispositivo para indicar la ubicación correcta de los electrodos. Uno se coloca en el lado derecho del pecho, justo debajo de la clavícula, y el otro en el lado izquierdo, debajo del pezón.

6. Conectar los electrodos al DEA/DESA: Conecta los cables de los electrodos al dispositivo siguiendo las indicaciones proporcionadas. Asegúrate de que los cables estén bien conectados.

7. Realizar el análisis: El DEA/DESA realizará un análisis del ritmo cardíaco de la persona. Asegúrate de que nadie toque a la persona mientras se realiza este análisis. El dispositivo determinará si es necesario administrar una descarga eléctrica.

8. Administrar la descarga: Si el DEA/DESA determina que es necesario administrar una descarga eléctrica, seguirá proporcionando instrucciones claras para hacerlo. A menudo, te pedirá que te asegures de que nadie esté tocando a la persona y que presiones el botón de descarga o sigas las instrucciones para administrar la descarga.

9. Reanudar RCP: Después de administrar la descarga, sigue las instrucciones del DEA/DESA para reanudar la RCP (resucitación cardiopulmonar) si es

necesario. Esto implica compresiones torácicas y ventilación boca a boca, si tienes capacitación en RCP (en el siguiente capítulo veremos en detalle la reanimación cardiopulmonar).

10.   Continuar siguiendo las instrucciones: Sigue las indicaciones del DEA/DESA, que pueden incluir la administración de más descargas eléctricas o continuar con la RCP hasta que llegue la ayuda médica profesional.

Es importante destacar que el uso del DEA/DESA generalmente es seguro, ya que estos dispositivos están diseñados para guiar a los usuarios, incluso si no tienen experiencia médica. Sin embargo, recibir capacitación en RCP y el uso de DEA/DESA es altamente recomendable para aumentar la eficacia de la respuesta en casos de emergencia. Además, sigue las pautas y regulaciones locales y nacionales relacionadas con la posesión y uso de estos dispositivos.

• Importancia de la desfibrilación temprana.

La desfibrilación temprana es un procedimiento médico crucial que implica la administración de una descarga eléctrica al corazón con el objetivo de restaurar su ritmo cardíaco normal en casos de arritmias potencialmente mortales, como la fibrilación ventricular o la taquicardia ventricular sin pulso. Esta intervención es esencial en situaciones de paro cardíaco súbito y puede marcar la diferencia entre la vida y la muerte. A continuación, desarrollaré la importancia de la desfibrilación temprana:

1.   Salvamento de vidas: La desfibrilación temprana es fundamental para salvar vidas en casos de paro cardíaco súbito. Cuando el corazón entra en una arritmia letal, la sangre deja de circular eficazmente, lo que puede llevar a la pérdida de conciencia y la muerte en cuestión de minutos. La desfibrilación inmediata puede revertir esta situación y restablecer el ritmo cardíaco normal, aumentando significativamente las posibilidades de supervivencia.

2.	Importancia del tiempo: El tiempo es un factor crítico en un paro cardíaco. Por cada minuto que pasa sin una desfibrilación efectiva, las posibilidades de supervivencia disminuyen aproximadamente un 10%. Por lo tanto, cuanto antes se realice la desfibrilación, mayores serán las probabilidades de un resultado exitoso. Esto subraya la importancia de tener desfibriladores disponibles en lugares públicos y de entrenar a las personas en su uso.

3.	Accesibilidad: La disponibilidad de desfibriladores automáticos externos (DEA) en lugares públicos y áreas de alta densidad de personas, como centros comerciales, aeropuertos, estadios y escuelas, es esencial. Cuantas más personas tengan acceso a un DEA y sepan cómo utilizarlo, más vidas podrán salvarse. Los DEA suelen ser dispositivos portátiles y fáciles de usar, lo que permite que incluso personas sin formación médica puedan proporcionar desfibrilación temprana.

4.	Complemento a la reanimación cardiopulmonar (RCP): La desfibrilación temprana complementa la RCP realizada por testigos del paro cardíaco. La RCP ayuda a mantener la circulación sanguínea hasta que se pueda administrar una descarga eléctrica. La combinación de RCP y desfibrilación temprana mejora significativamente las posibilidades de supervivencia y minimiza el daño cerebral y otros problemas secundarios.

5.	Reducción de discapacidades: El paro cardíaco puede causar daño cerebral y otros problemas de salud si no se trata a tiempo. La desfibrilación temprana no solo salva vidas, sino que también reduce el riesgo de discapacidades a largo plazo en los sobrevivientes, mejorando su calidad de vida después de la recuperación.

6.	Conciencia pública: Promover la conciencia pública sobre la importancia de la desfibrilación temprana y la disponibilidad de desfibriladores en lugares estratégicos puede aumentar la respuesta rápida en situaciones de emergencia. La educación y la capacitación en RCP y el uso de DEA pueden empoderar a las personas para que tomen medidas inmediatas en caso de un paro cardíaco.

En resumen, la desfibrilación temprana es un componente esencial de la cadena de supervivencia en casos de paro cardíaco súbito. La rapidez con la que se administra la descarga eléctrica puede marcar la diferencia entre la vida y la muerte, y es fundamental para minimizar el daño al corazón y al cerebro. Promover la conciencia pública, la accesibilidad a los desfibriladores y la formación en RCP son medidas críticas para garantizar la desfibrilación temprana y salvar vidas en situaciones de emergencia cardíaca.

Capítulo 8: Parada Cardiorrespiratoria

- ## Cómo identificar una parada cardiorrespiratoria.

Identificar una parada cardiorrespiratoria (PCR) de manera efectiva es fundamental para proporcionar atención médica inmediata y potencialmente salvar vidas. Aquí tienes una guía detallada sobre cómo identificar una PCR:

1.   Evaluación de la seguridad: Antes de acercarte a la víctima, asegúrate de que el entorno sea seguro para ti y para la víctima. Asegúrate de que no haya peligros evidentes, como tráfico en una carretera o la presencia de gases tóxicos.

2.   Verifica la conciencia: Comienza por intentar despertar a la persona suavemente. Pregúntale en voz alta si está bien y agítalo suavemente. Si no obtienes respuesta, la persona podría estar inconsciente.

3.   Llama a emergencias: Si la persona está inconsciente, solicita ayuda médica de inmediato. Llama al número de emergencia 112 o busca ayuda de un profesional de la salud si estás en un entorno clínico.

4.   Verifica la respiración: Inclina la cabeza de la víctima hacia atrás y levanta su barbilla para abrir la vía respiratoria. Observa atentamente su pecho y abdomen durante no más de 10 segundos para detectar cualquier movimiento de respiración.

5.   Realiza el "ver, oír y sentir": Si no detectas señales de respiración normal, acerca tu oído a la boca de la víctima y mira si su pecho se eleva y baja. Al mismo tiempo, siente el aliento en tu mejilla y escucha cualquier sonido de respiración. Esto se hace durante un máximo de 10 segundos.

6.   Verifica el pulso carotídeo: Si la víctima no respira o lo hace de manera anormal, busca el pulso carotídeo. Utiliza dos dedos (índice y medio) para palpar el

área justo debajo de la mandíbula, a un lado de la tráquea. Hazlo durante no más de 10 segundos. Si no encuentras pulso, es un signo adicional de PCR.

7.   Comienza la RCP: Si no detectas pulso ni respiración, inicia la RCP (reanimación cardiopulmonar) de inmediato. Comienza con compresiones torácicas, alternando con ventilaciones. La relación típica es 30 compresiones a 2 ventilaciones. La RCP debe ser realizada con fuerza y ritmo adecuados.

8.   Usa un DEA (Desfibrilador Externo Automático): Si está disponible un DEA, úsalo siguiendo las instrucciones del dispositivo. Algunos DEA ofrecen orientación vocal para el proceso de desfibrilación. Esto puede ser crucial para restablecer el ritmo cardíaco normal en ciertos casos de PCR.

9.   Continúa la RCP hasta que llegue ayuda médica: Continúa realizando compresiones y ventilaciones hasta que llegue el personal médico o hasta que la víctima muestre signos de vida (como respiración normal o movimiento).

Es importante recordar que la PCR es una emergencia médica grave, y la atención inmediata puede aumentar significativamente las posibilidades de supervivencia. Siempre es recomendable recibir capacitación en RCP y estar familiarizado con los procedimientos de emergencia para actuar eficazmente en caso de una PCR.

• RCP (Resucitación Cardiopulmonar) en adultos, niños y bebés.

La Resucitación Cardiopulmonar (RCP) es un conjunto de maniobras y técnicas que se utilizan para restablecer la circulación sanguínea y la respiración en una persona que ha sufrido un paro cardíaco o una situación de emergencia médica que compromete la vida. La RCP se realiza en adultos, niños y bebés, aunque las técnicas y las proporciones pueden variar según la edad y el tamaño del paciente. La coordinación con servicios de emergencia es fundamental para asegurar una atención adecuada y oportuna. A continuación, se describe detalladamente la RCP en adultos, niños y bebés, así como la coordinación con servicios de emergencia.

Resucitación Cardiopulmonar en **Adultos**:

1.   Evaluación inicial: Verifique la seguridad del entorno y asegúrese de que el paciente no responda ni respire normalmente. Pida ayuda si está disponible.

2.   Llamar al servicio de emergencia: Inmediatamente, llame al servicio de emergencia o pida a alguien más que lo haga. Indique claramente la ubicación y la situación.

3.   Compresiones torácicas: Una vez identificada la PCR, coloque al paciente boca arriba en una superficie firme. Posicione sus manos en el centro del pecho, justo debajo de la línea de las tetillas. Use el talón de una mano y coloque la otra mano sobre la primera. Realice compresiones a una profundidad de al menos 5 centímetros a una velocidad de 100-120 compresiones por minuto, con el pecho volviendo a su posición inicial después de cada compresión. Los brazos han de estar completamente rectos, ya que si los flexionamos podemos tener el "efecto muelle", lo que haría que las compresiones no sean efectivas y nos dificulta la realización de estas. Podemos ayudarnos del peso de nuestro cuerpo para llevar a cabo las compresiones torácicas.

4.   Ventilaciones: Después de 30 compresiones, haga 2 ventilaciones. Selle la nariz del paciente y administre ventilaciones lentas y regulares, observando la elevación del pecho. Continúe con ciclos de 30 compresiones y 2 ventilaciones.

5.   Desfibrilación: Si está disponible un desfibrilador externo automático (DEA), siga sus instrucciones para aplicar choques eléctricos en caso de fibrilación ventricular o taquicardia ventricular sin pulso.

6.   Continúe la RCP: Continúe las compresiones y ventilaciones hasta que el paciente recupere el pulso, respire normalmente o llegue el personal médico.

Resucitación Cardiopulmonar en **Niños (1 a 8 años):**

El proceso es similar al de adultos, pero hay algunas diferencias importantes:

1.   Use solo una mano para las compresiones en niños pequeños.

2.   Realice compresiones a una profundidad de aproximadamente 1/3 del diámetro anteroposterior del tórax.

3.   Las ventilaciones deben ser menos profundas y más rápidas que en adultos, con una relación de 30 compresiones a 2 ventilaciones.

Resucitación Cardiopulmonar en **Bebés (menores de 1 año):**

Para bebés, las técnicas son aún más diferentes:

1.   Use solo dos dedos para las compresiones en el centro del pecho.

2.   La profundidad de las compresiones debe ser de aproximadamente 1,5 centímetros.

3.   Las ventilaciones deben ser suaves y cubrir boca y nariz con la boca del rescatador, con una relación de 30 compresiones a 2 ventilaciones.

- **Coordinación con servicios de emergencia.**

La coordinación con servicios de emergencia es esencial durante la RCP. Aquí hay algunas pautas importantes:

1.   Llame al servicio de emergencia lo más pronto posible.

2.   Proporcione información precisa sobre la ubicación y la situación.

3.   Siga las instrucciones del operador del servicio de emergencia.

4.   Si hay un DEA disponible, úselo según las indicaciones.

5.   Prepárese para recibir al personal médico y proporcione información sobre las acciones realizadas hasta el momento.

6.   Continúe brindando RCP hasta que el personal médico tome el control o el paciente muestre signos de recuperación.

La RCP puede marcar la diferencia entre la vida y la muerte en situaciones de emergencia cardíaca. Es fundamental conocer y practicar estas técnicas, y la coordinación con servicios de emergencia garantiza una atención integral y oportuna.

Capítulo 9: Ahogos

• Actuación ante ahogamientos en piscinas o en el mar

Los primeros auxilios en caso de ahogamiento en una piscina o en el mar son fundamentales para salvar vidas. Aquí te proporcionaré una guía de cómo actuar en estas situaciones, junto con ejemplos específicos de actuación.

Nota importante: Antes de realizar cualquier maniobra de primeros auxilios, asegúrate de llamar a los servicios de emergencia o pedir a alguien que lo haga si no lo has hecho ya. Los primeros auxilios son una medida temporal para mantener a la víctima con vida hasta que llegue ayuda profesional.

Paso 1: Evaluar la situación

Antes de acercarte a la víctima, evalúa la seguridad de la zona. Asegúrate de que no haya peligros adicionales que puedan ponerte a ti o a la víctima en riesgo, como corrientes fuertes o peligros submarinos.

Ejemplo: Imagina que estás en la playa y ves a una persona en el agua que parece estar en problemas. Antes de acercarte, asegúrate de que no haya peligrosas corrientes de resaca en la zona.

Paso 2: Rescatar a la víctima

Si es seguro hacerlo, acércate a la víctima y trata de sacarla del agua. Utiliza una tabla de surf, una cuerda, un flotador o cualquier otro objeto que puedas encontrar para extenderlo hacia la víctima y ayudarla a mantenerse a flote.

Ejemplo: Si estás en una piscina y ves a alguien que se está ahogando, puedes tomar una cuerda o un palo largo y extenderlo hacia la víctima para que pueda agarrarse.

Paso 3: Verificar la conciencia

Una vez que hayas sacado a la víctima del agua, verifica su conciencia. Sacúdela suavemente y pregúntale si está bien. Si no responde y no está respirando, inmediatamente comienza la reanimación cardiopulmonar (RCP).

Ejemplo: La persona que sacaste del agua no responde cuando le hablas y no muestra signos de respiración. Debes comenzar la RCP de inmediato.

Paso 4: Realizar la RCP

Si la víctima no responde y no está respirando, la RCP es vital. Identifica la PCR y comienza de inmediato con la RCP

Ejemplo: Estás realizando RCP en una persona que se ahogó en la piscina. Después de varios ciclos de compresiones y ventilaciones, la víctima tose, recupera el conocimiento y empieza a respirar por sí misma. En este punto, debes ponerla en posición lateral de seguridad y esperar a que llegue la ayuda médica.

Es fundamental recibir capacitación en RCP y primeros auxilios para actuar eficazmente en situaciones de ahogamiento. Cada situación puede ser única, y la rapidez y eficacia de tu respuesta pueden marcar la diferencia en la supervivencia de la víctima.

Capítulo 10: Electrocuciones

Una descarga eléctrica se refiere a la liberación repentina de electricidad a lo largo de un camino conductor, como un cable o un objeto conductor. Esta liberación de electricidad puede ocurrir debido a una variedad de razones, como una sobrecarga eléctrica, un cortocircuito, o una diferencia de potencial eléctrico que se descarga a través de un conductor. Las descargas eléctricas pueden variar en intensidad y duración, desde pequeñas chispas estáticas hasta descargas mucho más poderosas, como los rayos durante una tormenta. En el contexto de la seguridad eléctrica, las descargas eléctricas pueden representar un riesgo grave para las personas y los equipos, y es importante tomar precauciones para evitarlas y minimizar sus efectos adversos.

- **Manual de primeros auxilios ante una descarga eléctrica.**

Los primeros auxilios ante una electrocución son cruciales para ayudar a la víctima y minimizar el riesgo de lesiones graves. A continuación, te proporcionaré un manual de actuación básico en caso de una electrocución. Sin embargo, ten en cuenta que siempre es importante buscar atención médica profesional de inmediato, ya que las lesiones pueden ser graves. Además, debes seguir las pautas específicas de seguridad y primeros auxilios establecidas en tu zona.

Pasos para actuar en caso de electrocución:

- Evalúa la seguridad: Antes de acercarte a la víctima, asegúrate de que la zona esté segura y libre de peligros eléctricos. Si es necesario, desconecta la fuente de electricidad o corta la energía eléctrica si es seguro hacerlo.
- Llama al 112: Siempre busca ayuda médica de inmediato. La víctima puede haber sufrido lesiones internas graves que no son visibles de inmediato.

- No toques a la víctima: Evita tocar a la víctima mientras esté en contacto con la fuente de electricidad. El contacto directo podría electrificar a cualquier persona que toque a la víctima.

- Desconecta la fuente de electricidad: Si es seguro hacerlo, desconecta la fuente de electricidad o apaga la corriente eléctrica. Usa un objeto no conductor, como un palo de madera o un utensilio de plástico, para alejar la fuente de electricidad de la víctima.

- Verifica la respiración y el pulso: Una vez que la víctima ya no está en contacto con la electricidad, verifica su respiración y pulso. Si no está respirando o no tiene pulso, comienza la reanimación cardiopulmonar (RCP).

- Cubre la víctima: Si la víctima está consciente y no muestra signos de lesiones graves, cúbrele con una manta o ropa para mantenerla caliente.

- No apliques cremas ni ungüentos: Evita aplicar ningún tipo de crema o ungüento en las quemaduras eléctricas. Cubre las quemaduras con un paño limpio y seco.

- Mantén a la víctima quieta: La víctima debe mantenerse lo más inmóvil posible para evitar complicaciones adicionales. No le des agua ni comida.

- Mantén a la víctima bajo observación: La electrocución puede causar complicaciones a largo plazo. Es importante que la víctima sea evaluada por un profesional médico lo antes posible.

Recuerda que los primeros auxilios pueden variar según la gravedad de la electrocución y las lesiones involucradas. Siempre es fundamental buscar ayuda médica lo más rápido posible y seguir las pautas de seguridad apropiadas. Este manual de actuación es solo una guía general y no reemplaza la capacitación en primeros auxilios y RCP adecuada.

<u>Conclusión:</u>

- **Importancia de recibir capacitación en primeros auxilios.**

Recibir capacitación en primeros auxilios es de suma importancia en la sociedad actual. Los primeros auxilios se refieren a las acciones iniciales y básicas que se toman para ayudar a una persona que ha sufrido una lesión o una enfermedad repentina antes de que llegue la atención médica profesional. Aquí, desarrollaremos la importancia de adquirir conocimientos en esta área:

1. <u>Salvación de vidas:</u> La capacitación en primeros auxilios puede marcar la diferencia entre la vida y la muerte en situaciones de emergencia. Saber cómo detener una hemorragia, realizar la reanimación cardiopulmonar (RCP) o proporcionar los primeros cuidados en caso de un ataque al corazón o un accidente cerebrovascular puede salvar vidas antes de que llegue ayuda médica.

2. <u>Reducción de lesiones graves:</u> Cuando se actúa de manera rápida y adecuada en una emergencia, se pueden prevenir lesiones graves o discapacidades permanentes, así como evitar daños adicionales.

3. <u>Promoción de la recuperación:</u> Los primeros auxilios adecuados pueden acelerar el proceso de recuperación de una persona herida o enferma. Brindar cuidados tempranos puede minimizar el daño y facilitar la posterior atención médica.

4. <u>Empoderamiento y confianza:</u> La capacitación en primeros auxilios proporciona a las personas el conocimiento y las habilidades necesarias para actuar con calma y confianza en situaciones de emergencia. Esto puede reducir el pánico y aumentar las posibilidades de éxito en la asistencia a otros.

5. <u>Preparación para desastres:</u> En casos de desastres naturales o emergencias a gran escala, como terremotos, inundaciones o incendios, las personas con

capacitación en primeros auxilios pueden ser vitales para proporcionar ayuda inmediata a las víctimas, ya que los servicios de emergencia pueden estar abrumados.

6.   Apoyo emocional: La capacitación en primeros auxilios no solo se trata de habilidades médicas, sino también de ofrecer apoyo emocional a las personas afectadas. Saber cómo tranquilizar y confortar a una persona en estado de shock o angustia puede ser fundamental para su bienestar general.

7.   Cumplimiento legal y laboral: En muchos lugares de trabajo y entornos públicos, se requiere que ciertas personas, como socorristas, maestros, entrenadores deportivos y personal de seguridad, tengan capacitación en primeros auxilios para cumplir con las regulaciones legales y laborales.

8.   Seguridad en el hogar: La mayoría de las lesiones ocurren en el hogar, y tener conocimientos en primeros auxilios puede ser esencial para atender a miembros de la familia en situaciones de emergencia, como quemaduras, cortes o caídas.

9.   Fomento de una sociedad segura: Cuando más personas están capacitadas en primeros auxilios, se crea una sociedad más segura en general. Las personas pueden ayudarse mutuamente en momentos críticos, fortaleciendo los lazos comunitarios.

10.   Sentimiento de responsabilidad cívica: Saber cómo responder adecuadamente en una emergencia es una parte fundamental de la responsabilidad cívica. Contribuir al bienestar de la sociedad al estar preparado para ayudar en momentos de crisis es una forma de participar activamente en la comunidad.

En resumen, recibir capacitación en primeros auxilios es esencial para salvar vidas, prevenir lesiones graves y promover un entorno más seguro y compasivo. Esta formación no solo beneficia a la persona que la recibe, sino que también tiene un impacto positivo en la sociedad en general al fortalecer la capacidad de respuesta en situaciones de emergencia.

- **Fomentar la preparación y la seguridad en situaciones de emergencia.**

Fomentar la preparación y la seguridad en situaciones de emergencia es esencial para proteger vidas, reducir daños materiales y garantizar la resiliencia de la sociedad frente a eventos adversos. A continuación, desarrollaré la importancia de este tema:

1. <u>Protección de vidas humanas:</u> La vida humana es el recurso más valioso. La preparación adecuada puede salvar vidas al permitir a las personas tomar decisiones informadas y realizar acciones seguras en situaciones de emergencia, como terremotos, incendios, inundaciones o pandemias.

2. <u>Reducción de daños materiales:</u> La seguridad y la preparación pueden minimizar los daños a propiedades y recursos críticos, lo que a su vez disminuye el costo económico y social de las emergencias. Las inversiones en medidas preventivas pueden ahorrar millones de euros en reparaciones y costos de recuperación.

3. <u>Estabilidad social y comunitaria:</u> Cuando las personas se sienten seguras y preparadas, están mejor equipadas para enfrentar situaciones de emergencia sin entrar en pánico. Esto promueve la cohesión social y evita la confusión y el caos que a menudo acompañan a las crisis, lo que contribuye a la estabilidad comunitaria.

4. <u>Reducción del estrés psicológico:</u> La preparación previa puede ayudar a reducir el estrés y la ansiedad que las personas experimentan durante una emergencia. Saber qué hacer y tener suministros básicos disponibles puede proporcionar tranquilidad en momentos de incertidumbre.

5. <u>Respuesta efectiva:</u> La preparación implica la creación de planes de respuesta claros y la identificación de roles y responsabilidades. Esto facilita una respuesta coordinada y efectival.

6.   <u>Adaptación al cambio climático:</u> A medida que aumentan los fenómenos climáticos extremos, la preparación se vuelve aún más crucial. La sociedad debe estar lista para enfrentar inundaciones, tormentas más intensas y otros eventos relacionados con el cambio climático.

7.   <u>Promoción de la autosuficiencia:</u> Fomentar la preparación también implica alentar a las personas a asumir la responsabilidad de su propia seguridad. Esto incluye la adquisición de conocimientos sobre primeros auxilios, la construcción de kits de suministros de emergencia y la planificación familiar para emergencias.

8.   <u>Prevención de pérdidas humanas y económicas a gran escala:</u> En eventos de gran escala, como desastres naturales o pandemias, la preparación a nivel nacional o internacional es esencial para limitar la propagación de enfermedades, evacuar de manera segura a las personas y proporcionar asistencia médica y logística adecuada.

9.   <u>Sostenibilidad a largo plazo:</u> La preparación y la seguridad en situaciones de emergencia también tienen un componente de sostenibilidad. Al adoptar prácticas y tecnologías más seguras y resilientes, las comunidades pueden reducir la vulnerabilidad a largo plazo y adaptarse a un entorno cambiante.

10.   <u>Cambio cultural y educación:</u> Promover la preparación y la seguridad en situaciones de emergencia implica un cambio cultural en la forma en que las personas perciben y se preparan para las emergencias. La educación continua y la conciencia pública son cruciales para crear una sociedad más segura y resiliente.

En resumen, la preparación y la seguridad en situaciones de emergencia son fundamentales para proteger vidas, bienes y la estabilidad de la sociedad en su conjunto. Fomentar la conciencia, la educación y la acción en este sentido es esencial para enfrentar los desafíos actuales y futuros que puedan surgir.

- **Lista de verificación de botiquín de primeros auxilios.**

Un botiquín de primeros auxilios es una herramienta esencial para tener en casa, en el automóvil o en cualquier lugar donde puedan ocurrir accidentes o emergencias médicas. Tener un botiquín bien surtido y actualizado puede marcar la diferencia en la atención inicial de lesiones o enfermedades menores antes de que llegue ayuda profesional. Aquí te presento una lista de verificación detallada para un botiquín de primeros auxilios:

1. Suministros básicos:

* Vendas adhesivas de diferentes tamaños.

* Gasas estériles.

* Tijeras de primeros auxilios.

* Pinzas.

* Algodón.

* Cinta adhesiva.

* Guantes de látex o nitrilo.

* Mascarilla de reanimación (boca a boca).

* Termómetro.

* Toallitas desinfectantes.

* Bolsas de basura pequeñas (para desechos médicos).

2. Suministros para el cuidado de heridas:

* Apósitos adhesivos de diferentes tamaños.

* Apósitos de tela adhesiva.

* Apósitos estériles para quemaduras.

* Ungüento antibiótico.

- Solución salina para limpiar heridas.

- Pañuelos de papel.

3. Suministros para el tratamiento de quemaduras:

- Compresas de gel para quemaduras.

- Vendajes estériles no adherentes.

- Pomada para quemaduras.

- Frasco de agua estéril.

4. Suministros para el tratamiento de esguinces y fracturas:

- Vendas elásticas.

- Tablillas para inmovilizar extremidades.

- Vendajes triangulares (para hacer cabestrillos).

- Cintas adhesivas anchas.

5. Suministros para el alivio de dolores y molestias:

- Analgésicos (por ejemplo, ibuprofeno o paracetamol).

- Antihistamínicos (para alergias).

- Descongestionantes nasales.

- Antiácidos.

6. Suministros para problemas gastrointestinales:

* Medicamentos para el alivio de la acidez estomacal.

* Antidiarreicos.

* Laxantes suaves.

7. Suministros adicionales:

* Linterna con pilas de repuesto.

* Navaja suiza o multiusos.

* Mantas térmicas (para mantener caliente a una persona en caso de shock).

* Bolsas de frío/calor instantáneas.

* Manual de primeros auxilios.

* Lista de contactos de emergencia y números de teléfono importantes.

* Documentación médica personal (por ejemplo, alergias y condiciones médicas).

8. Suministros específicos (si es necesario):

* EpiPen (para personas con alergias graves).

* Medicamentos recetados (si es necesario).

Recuerda que un botiquín de primeros auxilios no es útil si no sabes cómo usarlo. Además, es importante revisar y reemplazar regularmente los suministros vencidos o utilizados. Mantener tu botiquín actualizado y accesible puede ayudar a garantizar una respuesta rápida y efectiva en caso de emergencia.